WICHARD LÜDJE UND JONAS KÖLLER

Medizin für Normalsterbliche

WAS DU VON **ASTHMA** BIS
ZÖLIAKIE WISSEN SOLLTEST

INHALT

Das ist drin:

WAS DICH IN UNSEREM BUCH ERWARTET

Zu Beginn geht es um das Wichtigste: Notfälle und wie du darauf am besten reagierst. Das ist wirklich ein Kapitel, das jeder mal gelesen haben sollte oder auch gerne bei Unsicherheit nochmal nachlesen darf. Hier geht es darum, wie du wichtige Notfälle erkennst, bei denen jede Sekunde zählt.

In den weiteren Kapiteln touren wir durch die verschiedenen Organsysteme. Ganz egal, ob Rückenschmerzen, Brustschmerzen oder Kopfschmerzen (keine Sorge, meist kein Tumor), wir stellen dir die jeweils wichtigsten Krankheitsbilder vor. Gleichzeitig wollen wir dir natürlich nicht nur dabei helfen, Erkrankungen zu erkennen, sondern auch ihnen vorzubeugen. Also findest du einige nützliche Tipps zu Krankheitsursachen und präventiven Maßnahmen, die du ergreifen kannst.

Doch manchmal hilft alles nichts: Du musst zum Arzt. Als Nicht-Mediziner fühlt man sich schnell einmal überfordert, verunsichert und verängstigt. Genau aus diesem Grund erklären wir dir auch, was dich bei einem Arztbesuch erwarten kann und welche Untersuchungen mit welchem Ziel gemacht werden. So verstehst du viel besser, was gerade passiert und kannst das Ganze in den allermeisten Fällen ganz entspannt auf dich zukommen lassen.

Aber auch das soll es noch nicht gewesen sein. Wir haben viele kleine Soforttipps für zuhause (und anderswo) eingebaut, die dir bei der Linderung verschiedener Symptome direkt vor Ort weiterhelfen sollen. Die Erkenntnis, dass du nicht immer direkt zum Arzt musst, ist doch superberuhigend und kann sowohl dich und auch das Medizinpersonal entlasten. Du hast Spannungskopfschmerz? Die wichtigsten Auslöser und Notfalltipps findest du im dazugehörigen Kapitel. Du kannst nicht schlafen? Kein Problem, wir helfen dir weiter!

Zum Schluss erwartet dich noch ein ganz besonderes Special. Wir alle wissen: Trotz des geballten Wissensinputs hier im Buch kann es immer wieder einmal sinnvoll und manchmal absolut notwendig sein, einen Fachmann aufzusuchen. Damit du nicht hilflos vor dem Halbgott in Weiß stehst und dein nächster Arztbesuch ein voller Erfolg wird, bekommst du von uns sozusagen aus erster Hand die wichtigsten Verhaltens-Guidelines mit auf den Weg. Wann geht es zu welchem Arzt und kommt man in der Notaufnahme eigentlich immer schneller dran?

Spoiler Alarm: Wegen seit sechs Wochen bestehender leichter Rückenschmerzen bitte nicht in die Notaufnahme!

Du kannst das Buch in einem Stück lesen oder einfach in diejenigen Kapitel reinblättern, die dich gerade am meisten interessieren. Eins ist sicher, es ist ganz sicher kein ödes, langweiliges Medizinbuch, wie es dein Arzt im Schrank stehen hat!

In diesem Sinne wünschen wir dir von Herzen viel Spaß, viele Einblicke und einen Haufen neues Wissen auf den nächsten 240 Seiten!

Wichard & Jonas

PS:
Wie du vielleicht schon bemerkt hast, verwenden wir beim Schreiben die männliche Form. Selbstverständlich sind zu jedem Zeitpunkt in unserem Buch immer alle Geschlechter angesprochen, ob männlich, weiblich oder divers. Es handelt sich hierbei allein um eine textliche Maßnahme, Formulierungen zu vereinfachen. Denn Medizin an sich ist ja manchmal schon kompliziert genug.

KAPITEL 1

SOS und Erste Hilfe

So reagierst du, wenn's drauf ankommt

Wichard: Hast du schon mal ein Leben gerettet?

Jonas: Ich wurde direkt mit 19 ins kalte Wasser geworfen. War Praktikant auf einer Herz-Thorax-Station. Ein Patient ist auf dem Weg zur Toilette einfach zusammengesackt.

Wichard: Und, was ist dann passiert?

Jonas: Die Schwester, die ich begleitet habe, hat sofort den Notfallknopf gedrückt und mit der Reanimation begonnen. Plötzlich waren viele Menschen im Raum. Ich stand erstmal geschockt in der Ecke, bis ich herangerufen wurde, um zu drücken. Diese Situation war der Inbegriff von Learning by Doing, auch was das Thema Muskelkraft betrifft.

Wichard: Und wie ging die Sache aus?

Jonas: Das Ganze hat 30 Minuten gedauert, am Ende hat der Patient aber überlebt. Eines aber habe ich damals sofort begriffen: Es ist definitiv nicht wie im Fernsehen.

Leben zu retten ist nicht spektakuläres Kino. Wahrscheinlich wird niemand hier einen Luftröhrenschnitt mit einem Kugelschreiber durchführen. Es sei denn, du heißt zufällig James Bond. Nach der Lektüre dieses Kapitels wirst du aber eventuell wirklich jemandem in einer Akutlage helfen können, weil du in der Lage bist, die Anzeichen für einen Notfall schneller zu erkennen und zu verstehen. Klar, wir haben (fast) alle mal einen Erste-Hilfe-Kurs für den Führerschein gemacht. Aber mal ehrlich, bei den meisten liegt der schon in dunkler Vergangenheit. Dieses Kapitel kann kein Erste-Hilfe-Training ersetzen, vielleicht entscheidest du dich aber dafür, noch einmal eine Auffrischung zu machen. Also, Blaulicht an und los geht's.

SOS – HERZSTILLSTAND

Der Herzstillstand ist der Klassiker unter den Notfallsituationen. Liegt irgendwie auf der Hand, oder? Ein nicht mehr schlagendes Herz ist das Ende von allem, es pumpt kein Blut mehr durch den Körper, damit wird keine einzige Zelle mehr mit frischem Sauerstoff versorgt. Wenn nicht unverzüglich etwas passiert, gibt es kein Zurück mehr. Kein Aufwachen. Keinen nächsten Morgen. Doch warum kommt es überhaupt zu einem Herzstillstand?

Beim Herzstillstand stellt unser wichtigster Muskel – das Herz – seine Arbeit ein, es pumpt nicht mehr, die kardiale mechanische Bewegung steht still. Dabei hört das Herz in der Regel nicht einfach von alleine auf zu schlagen, es ist im Grunde ein richtiger Workaholic ohne Pausen und 24/7 im Einsatz – selbst an Weihnachten. Oft besteht also vorher bereits eine Herzerkrankung, die im schlimmsten Fall zum Äußersten führt. Meistens sind die Gefäße, die das Herz mit Blut versorgen, die sogenannten Koronararterien, durch Plaqueablagerungen verstopft. Eine koronare Herzerkrankung wird leider nicht immer rechtzeitig erkannt oder therapiert. Wird das Herz jedoch nicht mehr ausreichend mit dem im Blut enthaltenden Sauerstoff versorgt, droht der klassische Herzinfarkt. Ab diesem Zeitpunkt gilt ein ganz wichtiger Merksatz: TIME IS HEART. Doch der Reihe nach.

Frühwarnsystem Infarkt

Idealerweise erkennst du die klassischen Vorboten eines Herzinfarktes rechtzeitig – die beste Methode, um Schlimmeres zu vermeiden. Deshalb gehen wir die typischen Anzeichen jetzt einmal zusammen durch. Die gute Nachricht: Das Leitsymptom ist relativ eindeutig und auch ohne sechs Jahre Medizinstudium zu deuten: Klagt jemand in deinem Umfeld über starke Schmerzen von mindestens fünf Minuten im Bereich des Brustkorbes, die dabei noch in die Arme (klassischerweise den linken), in den Bauch oder ins Gesicht ausstrahlen, darfst du keine Zeit verlieren. Raus aus dem Chat und stattdessen die 112 wählen. Im Zweifel lieber einmal zu oft.

Der Infarkt-Schmerz wird als extrem heftig und drückend beschrieben, das kannst du dir ungefähr wie einen Elefanten vorstellen, der mit seinen 6.000 Kilogramm auf deine Brust steigt. Sehr unangenehm, oder? Dazu kommt oft noch ein massives Engegefühl, ein Brennen direkt hinter dem Brustbein, Todesangst und kalte Haut. Die schlechte Nachricht: Es gibt auch Infarkte ohne diese klassischen Symptome, leider reagiert nicht jeder Patient wie im Lehrbuch.

Besonders bei Frauen können zudem unspezifische Symptome im Bauchbereich, Übelkeit und Erbrechen Vorboten sein. Eine Faustregel solltest du aus diesem Absatz mitnehmen: Kommt es zu massiven Beschwerden im Brust- oder Bauchbereich, die in dem Ausmaß ungewöhnlich sind, immer den Notarzt rufen. Wir sagen es nochmal: immer! Dabei nehmen wir auch in Kauf, dass Schwester Rabiata dieses Buch nachts um 3:21 Uhr in der Notaufnahme bei einem Fehlalarm eventuell mal verfluchen wird. Falls in Deutschland 2023 die Rechnungen für Blaulichteinsätze im Rettungsdienst massiv ansteigen, gerne alles an „Blutige Anfänger" adressieren.

Was machen die Profis? Was kannst du selbst tun?

Wie du bereits weißt, liegt die Infarktursache im Verschluss eines lebenswichtigen Herzkranzgefäßes. Der Arzt muss dieses Gefäß also möglichst schnell identifizieren und wieder öffnen. TIME IS

HEART, du erinnerst dich. Ehe der Patient in der Klinik landet, bekommt er vom Notarzt schon lebensrettende Medikamente wie z.B. den Blutverdünner Aspirin verabreicht. Im Krankenhaus geht es meist direkt ins Herzkatheterlabor, das kannst du dir ungefähr wie einen OP-Saal vorstellen. Dort wird über Leiste oder Arm ein Herzkatheter eingeführt und bis zum Herzen vorgeschoben. Mithilfe von Kontrastmittel und Röntgen lassen sich die Herzkranzgefäße darstellen. Ist die Engstelle gefunden, wird das Gefäß aufballoniert und ein sogenannter Stent eingesetzt – eine Stütze, die das Gefäß offenhalten soll und so den Blutfluss wiederherstellt. Dieser Eingriff sollte in den ersten 90 bis 120 Minuten nach Infarkt passieren. Leben gerettet.

Kannst du dich selbst vor einem Herzinfarkt schützen? Zu 100 Prozent leider nicht, aber du kannst auslösende Faktoren minimieren oder ganz vermeiden. Wir möchten jetzt nicht die Moralapostel spielen, aber manchmal kann die Sache relativ einfach sein. Hör auf zu rauchen, bau Bewegung in deinen Alltag ein, um den Blutdruck zu senken, und achte auf deine Ernährung, um die überflüssigen Kilos in den Griff zu bekommen. Das sind drei der Hauptrisikofaktoren für einen Verschluss der Herzkranzgefäße, der nicht von heute auf morgen, sondern schleichend entsteht.

Eine schlechte Nachricht haben wir allerdings noch: Wir müssen jetzt ganz stark sein, Männer, denn allein unser Geschlecht ist schon ein Risikofaktor. Männer erleiden doppelt so häufig einen Herzinfarkt wie Frauen. Also, Augen auf und gezielt reagieren.

Crashkurs: Wiederbelebung

Die Wenigsten von uns werden Kardiologen oder Herzchirurgen und bauen regelmäßig, ja quasi fast täglich Stents in Herzen ein. Trotzdem kann jeder von uns zum Helden werden und Leben retten. Vielleicht beim Geburtstagsessen der Oma mit der ganzen Familie. Oder an der Bushaltestelle an einem verregneten Novembertag. Oder bei REWE an der Kasse. Oder bei 37 Grad am See. Überall können Menschen kollabieren und reanimationspflichtig werden. Der Tod folgt keinem Terminkalender, kennt keine Feiertage, macht leider nie Urlaub. Aber wenn du richtig und schnell handelst, kannst du ihm vielleicht einen Strich durch die Rechnung machen. Jetzt kommt nochmal ein Satz für dich, der sich hoffentlich in die Tiefen deines Gehirns irgendwo im Hippocampus einbrennt und den du nie wieder vergisst: TOTER ALS TOT GEHT NICHT. Was wir damit sagen wollen? Den schlimmsten Fehler, den du bei der Wiederbelebung eines Menschen auf der Straße machen kannst, ist nichts zu machen. Wenn plötzlich jemand vor dir umkippt, ist das eine absolute Ausnahmesituation. Völlig normal also, im ersten Moment geschockt zu sein. Wichtig ist, aus dem Schock rauszukommen und zu handeln. Wir stellen jetzt eine wilde Behauptung auf: Erste Hilfe kann jeder. Wirklich jeder. Aber der Reihe nach, lass uns die Situation einmal zusammen durchgehen. Das schafft noch mehr Sicherheit für den Ernstfall.

Wichard: Jetzt müssen wir unbedingt mit dem schlimmsten Filmfehler aus jeder Arztserie aufräumen.

Jonas: Ich weiß, was kommt. Danach wird niemand mehr „Greys Anatomy" so sehen wie vorher.

Wichard: Das nehm' ich in Kauf. Also während Dr. Dreamy bei einem Herzstillstand den Defibrillator rausholt, schockt und danach alles wieder super ist, würde der Patient im echten Leben dabei ziemlich sicher sterben. Wo liegt der Fehler?

Jonas: Eine Nulllinie, also ein nicht schlagendes Herz, kann man nicht defibrillieren. Nur die klassische Herzdruckmassage hilft, damit der Herzschlag wieder einsetzen kann. Der Defi ist dazu da, einen Herzrhythmus, der komplett durcheinandergeraten ist, wieder zu „resetten". Dazu muss das Herz aber zwangsläufig arbeiten.

ERSTE-HILFE-TRAINING

Stell dir vor, es ist Sommer und du läufst gerade durch die brütende Mittagshitze. Keine fünf Meter vor dir kippt plötzlich ein älterer Mann um – nennen wir ihn Paul. Was jetzt? Kurz blinzeln und sichergehen, dass es keine Fata Morgana ist. Und dann?

- Auch wenn wir immer wieder erwähnen, wie wichtig schnelles Handeln ist, bitte nicht auf jede am Boden liegende Person einfach draufspringen und direkt anfangen loszudrücken. Als Erstes also das **Bewusstsein checken:** Dazu sprichst du die Person an, rüttelst leicht an der Schulter, du kannst auch vorsichtig auf ihre Wange schlagen. Keine Reaktion? Dann kommt jetzt ein wichtiger Schritt.

- Du willst wissen, ob Paul überhaupt noch eigenständig atmet, denn auch Atemstillstand führt zu Herzstillstand. Bei der **Atemkontrolle** benutzt du fast alle deine Sinne. Du legst dein Ohr über Pauls Nase und Mund, mit Blickrichtung zu den Füßen. Achtung, jetzt ist Multitasking gefragt: Mit den Ohren hörst du, ob noch Atemgeräusche vorhanden sind, mit den Augen achtest du darauf, ob der Brustkorb sich hebt, und mit der Wange prüfst du, ob ein Luftstrom spürbar ist. Wichtig ist, dass du der Atmung auch Zeit gibst, also nicht nach drei Sekunden wieder aufhören. Blöderweise atmet Paul nach 15 Sekunden immer noch nicht.

- Jetzt kommt der Moment, auf den alle in diesem Abschnitt gewartet haben, der Höhepunkt der Ersten Hilfe: die Herz-Lungen-Wiederbelebung oder auch **Reanimation.** Du kniest dich auf Brusthöhe neben Paul, legst den Ballen der einen Hand auf das untere Drittel des Brustbeins (Mitte der Brust) und den Ballen der anderen Hand darüber. Die Arme bleiben gestreckt, es gibt also keinen Winkel im Ellenbogen. Durch die gestreckten Arme verlagerst du den Druck von deinem Oberkörper senkrecht auf die Brust von Paul. Wiederbelebung ist tatsächlich Hochleistungssport. Wichtig ist, die richtige Tiefe und Geschwindigkeit zu treffen. Es bringt also nicht viel, nur locker anzusetzen, aus Angst etwas im Oberkörper zu verletzen. Für die Herz-Starthilfe musst du schon fünf bis sechs Zentimeter tief drücken. Sprechen wir offen: Ja, bei einer guten Wiederbelebung kann eine Rippe brechen. Nein, es passiert nicht bei jeder Wiederbelebung. Nein, die Rippen brechen nicht in der Mitte und bohren sich dann in andere wichtige Organe wie die Lunge. Nein, du kannst nicht wegen schwerer Körperverletzung angezeigt werden. Der Gesetzgeber schützt Ersthelfer an dieser Stelle zum Glück sehr gut.

- Die Geschwindigkeit, mit der du arbeitest, ist genauso entscheidend, denn wir wollen dem Herz einen Rhythmus vorgeben. Und welchen? Lass es uns ganz anschaulich machen: „Stayin' Alive" von den Bee-Gees ist der perfekte Beat für eine Herzdruckmassage. „Ah, ha, ha, ha, stayin' alive". Für die Jüngeren unter uns: Mit dem Rhythmus von „Atemlos" von Helene Fischer triffst du die richtige Frequenz genauso gut.

- Und was ist mit der Dauer? Wie oft solltest du also drücken? Die allgemeingültige Formel lautet hier 30:2, das bedeutet: 30-mal drücken und dann zweimal beatmen. Allerdings stellt gerade diese Beatmung oft eine Hürde für den Laien da. Mund auf Mund? Ist das dann schon ein Kuss? Mund auf Nase? Klingt irgendwie nicht hygienisch. Die gute Nachricht: Eine Reanimation kann auch erfolgreich sein, wenn du nur tief und schnell drückst. Gerade am Anfang ist noch genug Sauerstoff im Gefäßsystem, um die Zellen weiter zu versorgen. Wenn du dagegen nicht dafür sorgst, dass das Blut weiter durch den Körper gepumpt wird, sind Gehirn und wichtige Organe schnell am Ende. Im Zweifel also IMMER drücken.

- Der wichtigste Punkt dabei: Jemand muss den Notruf tätigen. Wenn der Notarzt nach 17 Minuten endlich bei dir ankommt, ist Paul schon wieder bei Bewusstsein. Und du hast ein Leben gerettet!

BE FAST – DER SCHLAGANFALL

Wie ihr vielleicht schon gemerkt habt, hat die Notfallmedizin ein Faible für einprägsame Merksprüche. Je einfacher desto besser, denn im Alltag ist eben nicht in jeder Notsituation sofort ein Arzt parat. Nein, Dr. Google zählt nicht. Was das Lied „Stayin' Alive" zum Rhythmus der Reanimation bei einem Herzinfarkt macht, ist der Satz BE FAST bei einem Schlaganfall. Doch von vorne: Was ist ein Schlaganfall überhaupt? Und wie reagiert man am besten, wenn man erste Anzeichen bemerkt?

Crashkurs Schlaganfall

Per Definition ist ein Schlaganfall genau das, was im Begriff selbst steckt: Ein schlagartig auftretender Ausfall von Gehirnfunktionen durch die akute Schädigung eines oder mehrerer Gehirnareale. Die Ursache hierfür ist entweder der Verschluss eines Blutgefäßes, das das Gehirn versorgt – gleiches Prinzip wie beim Herzinfarkt – oder eine akute Blutung im Gehirn. Auf Medizinschlau heißt er Apoplex und trifft vermehrt ältere Menschen, aber eben nicht nur.

Immerhin 25 Prozent der Menschen, die an den Folgen eines Schlaganfalls leiden, sind jünger als 65 Jahre. Leider gehört er zusammen mit den Herz-Kreislauf-Erkrankungen zu den häufigsten Todesursachen in Deutschland. Auch wenn man ihn überlebt, kann er dennoch bleibende Schäden hinterlassen. Und: Er kommt selten allein. Innerhalb von zehn Jahren nach dem ersten Anfall bekommen 40 Prozent der Betroffenen einen weiteren. Wir hoffen, spätestens jetzt sind deine Pupillen geweitet und alle Alarmglocken stehen auf Rot.

Unser Gehirn ist eigentlich nichts anderes als die Schaltzentrale deines Handys, fällt ein Areal aus, fällt auch die zugehörige Funktion aus. Trifft der Ausfall einen besonders wichtigen Bereich, bleibt der Bildschirm für immer schwarz. Die Schaltzellen für Sprache, Bewegung oder Mimik sind über verschiedene Bereiche des Gehirns verteilt. Das Sehzentrum sitzt zum Beispiel im Okzipitallappen oder auch Hinterhauptlappen an der Rückseite des Gehirns, während das Zentrum der Sprachbildung im Frontallappen, also an vorderster Hirnfront liegt. Das Zentrum für die Verarbeitung von Sprache befindet sich noch einmal woanders, nämlich im Temporal- und Parietallappen. Wie soll man dabei bitte noch durchblicken? Die Neurologie ähnelt ein bisschen der Geografie in der Schule: Der behandelnde Arzt muss genau wissen, wo welches Zentrum liegt, um den Schaden am Gehirn korrekt lokalisieren zu können. Denn natürlich werden die verschiedenen Bereiche auch von unterschiedlichen Gefäßen versorgt. Klingt kompliziert? Ist es auch. Musst du jetzt auch erstmal Lehrbücher wälzen, ehe du einen Schlaganfall erkennen kannst? Keine Angst, wir machen es kürzer.

BE FAST kann Leben retten

Diese sechs Buchstaben verweisen auf alle entscheidenden Warnzeichen eines drohenden Schlaganfalls. 2017 belegte eine Studie, dass 14 Prozent von 736 untersuchten Schlaganfallpatienten eben nicht durch das bis dato gültige FAST-Schema erfasst wurden. 14 Prozent zu viel. Die Gemeinsamkeiten bei den nicht erfassten Patienten: Auffälligkeiten in der Stand- und Gangsicherheit und Sehstörungen als Vorboten eines Apoplex. Das Modell wurde angepasst und um zwei Buchstaben erweitert: B für Balance und E für Eyes. Bei der Erweiterung ging es also nicht darum, endlich einen grammatikalisch korrekten Satz zu bilden, sondern mehr Gehirne in Deutschland zu retten. Damit du dazu auch in der Lage bist, gehen wir die Buchstaben jetzt einmal durch.

- B = Balance: Liegt eine Gleichgewichtsstörung vor? Ist der Gang ungleichmäßig? Hat die Person eine Links-/Rechtsneigung beim Gehen? Der Hirnstamm und das Kleinhirn sind die Koordinatoren unseres Gleichgewichts. Auffälligkeiten bei der Balance können als Red Flag auf eine Durchblutungsstörung in diesem Bereich hinweisen. Natürlich kann eine Gleichgewichtsstörung auch andere Ursachen haben. Wenn deine Freunde am Wochenende um drei Uhr morgens leicht schwankend nach Hause laufen, musst du nicht direkt die 112 rufen – vermutlich hat das andere Gründe.

- E = Eyes: Kommt es zu einer plötzlichen Sehstörung? Eventuell sogar zum Sehverlust? Zur kurzzeitigen Erblindung auf einem Auge? Treten Doppelbilder auf, auch ohne 2,8 Promille? Bei diesen Symptomen ohne andere erklärbare Ursache gibt es nur eine Option: 112 anrufen.

  Auch wenn die Sehstörung nur temporär war und sich wieder normalisiert, muss der Vorfall so schnell wie möglich abgeklärt werden. Das kurzzeitige Auftreten von schlaganfalltypischen Symptomen nennt man übrigens TIA – transitorische ischämische Attacke, eine Art Mini-Schlaganfall. Da die TIA nur eine kurzzeitige Durchblutungsstörung im Gehirn bedeutet, bleiben meistens keine Schäden zurück und trotzdem muss direkt gehandelt werden. Sie ist DER Vorbote eines kommenden größeren Schlaganfalls. Bei zehn Prozent der Betroffenen kommt es innerhalb von sieben Tagen nach einer transitorischen ischämischen Attacke zu einem fulminanten Schlaganfall. So gesehen kannst du eine TIA sogar als Glück im Unglück sehen. Als letzte Möglichkeit noch einmal rechtzeitig gegenzusteuern.

- F = FACE: Lächle doch mal. Klingt nach einem typischen Satz der Eltern fürs Familienfoto, kann aber bei Verdacht auf Schlaganfall Gehirngewebe retten. Ist jemand nicht mehr in der Lage, beide Mundwinkel zu einem Lächeln zu formen, besteht akuter Verdacht einer Halbseitenlähmung und damit eines Schlaganfalls. Red flag!

- A = ARMS: Das A bringt Bewegung in unseren Schlaganfall-Schnelltest. Jetzt wird's sportlich. Fordere die Person auf, beide Arme im 90-Grad-Winkel zum Oberkörper zu strecken und dann die Handflächen nach oben zu drehen, ungefähr so als würde man mit einem vollgepackten Tablett durch ein vollbesetztes Schnellrestaurant laufen. Gibt es Schwierigkeiten, einen Arm zu heben, ist die fehlende Durchblutung im entsprechenden Gehirnareal dafür verantwortlich. Ein Arm sinkt direkt wieder ab oder die Handflächen drehen sich wieder zurück? Alarmstufe Rot!

- S = SPEECH: Wie wichtig eine deutliche Aussprache ist, bekommen wir regelmäßig im Podcast zu hören. Wir sprechen schnell, denn es gibt ja auch viel zu sagen. Bei einem Schlaganfall kann allerdings das Areal für Sprachproduktion betroffen sein. Um das zu checken, bitte die betreffende Person einen einfachen Satz nachzusprechen: „Jonas und Wichard sind toll", „Ich liebe dieses Buch" oder ähnliches. Bei unverständlicher, verwaschener Sprache oder Problemen, die Wörter überhaupt aneinanderzureihen, wähle so schnell wie möglich die 112. Und damit kommen wir zum letzten Punkt.

- T = TIME IS BRAIN: Je schneller ein Schlaganfall erkannt und in der Klinik behandelt wird, desto höher ist die Chance, möglichst viel Gehirngewebe ohne weitere Schäden zu erhalten. Das T ist die 112.

Wie handelt der Neurologe?
Es ist essenziell wichtig, abschätzen zu können, wann die ersten Symptome aufgetreten sind. Wenn die Oma zwischen Weihnachtsgans und Crème Brûlée anfängt unklar zu sprechen, ist es eigentlich Glück im Unglück, weil direkt ein Notarzt gerufen werden kann und wir genau wissen, wann der Apoplex aufgetreten ist. Anders sieht es bei Schlaganfällen im Schlaf aus. Abends ganz normal eingeschlafen und morgens mit typischen Symptomen aufgewacht. Auch das kommt leider vor, hier kann der Auslöser aber schon mehrere Stunden zurückliegen, was die Therapie erschwert und die Prognose verschlechtert.

Im Krankenhaus wird unverzüglich ein Bild des Gehirns mittels Computertomografie angefertigt – kurz cCT, craniales CT. Dabei werden die Gefäße des Gehirns zusätzlich mit Hilfe von Kontrastmitteln dargestellt (CT-Angiografie): Auf diese Weise kann man die Verstopfung durch das Blutgerinnsel oder eine Blutung schnell lokalisieren.

Bleiben wir beim Blutgerinnsel im Gehirn und damit der deutlich häufigeren Ursache eines Schlaganfalls: Das kannst du dir im Grunde wie einen Unfall auf der Autobahn pünktlich zum Feierabendverkehr vorstellen. Alles steht. Damit der Verkehr wieder flüssig läuft, müssen die beteiligen Autos erstmal abgeschleppt werden.

Für dieses „Abschleppen" des Gerinnsels haben wir in der Medizin zwei verschiedenen Möglichkeiten: eine Lyse-Therapie und die Thrombektomie. Bei der Lyse wird ein so genanntes Thrombolytikum gespritzt, ein Medikament, das das Blutgerinnsel abbaut. Die Lyse-Therapie muss allerdings innerhalb der ersten viereinhalb Stunden nach Hirninfarkt erfolgen, um noch relevante Chancen zu haben, den Verkehr wieder fließen zu lassen.

Bei der Thrombektomie wird das Blutgerinnsel mechanisch beseitigt, das kommt dem Abschleppen wahrscheinlich am nächsten. Hierbei wird ein Katheter über die Leiste bis zum Gehirn vorgeschoben, der ADAC muss ja auch erstmal am Unfallort ankommen, und man entfernt das Gerinnsel, sprich entfernt den Stau. Je schneller Sauerstoff und Nährstoffe aus dem Blut wieder im betroffenen Hirnareal ankommen, desto eher können die durch diese Schaltzentrale gesteuerten Funktionen wieder in Gang kommen und langfristig erhalten bleiben. TIME IS BRAIN.

Absolut entscheidend also, dass in Akutsituationen zügig Fachmediziner übernehmen. Trotzdem hoffen wir, wir haben dir mit diesem Kapitel Mut gemacht, beim nächsten Notfall (sollte er denn kommen), Erste Hilfe zu leisten (in jedem Fall aber die 112 zu rufen) oder aber wir haben dir zumindest den Impuls gegeben, wieder einmal einen Fresh-Up-Kurs zu besuchen. Denn du siehst, du kannst mehr tun, als du glaubst. Wenn du weißt, wie es richtig geht.

JUNIOR AKUT – WIE DU IM NOTFALL RICHTIG REAGIERST

Auch wenn wir beide noch keine Kinder haben, müssen wir gerade auch beim Thema SOS und Erste Hilfe über die Kleinen und Kleinsten reden. Know-How rund um mögliche Kindernotfälle (und wie man mit ihnen umgeht) ist entscheidend für uns alle. Egal, ob du selber schon eine kleine Familie hast, regelmäßig auf Kinder aufpasst oder noch nicht viele Berührungspunkte mit Kindern hattest – im Akutfall musst du wissen, was zu tun ist. Kinder sind keine Miniaturversionen von uns Erwachsenen, sondern brauchen eine besondere Behandlung.

Wenn das Kind nicht mehr atmet

Damit du weißt, wie du im Ernstfall reagieren musst, hangeln wir uns zusammen durch die wichtigsten Situationen und Folgen von waghalsigem Kindesverhalten. Fangen wir gleich mit dem Worst-Case-Szenario an, der Kinder-Reanimation. Ja, auch Kinder entwickeln leider manchmal derart kritische Zustände, dass sie wiederbelebt werden müssen. Wie das bei einem Erwachsenen funktioniert, hast du in diesem Buch vermutlich gerade schon gelesen, beim Kind gibt es ein paar Besonderheiten, die zu beachten sind. Die Technik an ist gar nicht so sehr verschieden, jede Kinder-Reanimation bringt jedoch eine sehr hohe psychische Belastung mit sich. Stell dir vor, du läufst über die Straße und siehst eine schreiende Mutter mit ihrem kleinen, schon leicht blau angelaufenen Baby auf dem Arm, die panisch „sie atmet nicht, sie atmet nicht" ruft. In dieser Situation als Ersthelfer ruhig zu bleiben, ist eine ganz besondere Herausforderung.

Wir gehen davon aus, dass Kinder durch einen akuten Sauerstoffmangel reanimationspflichtig werden und nicht, wie ein älterer Patient, einen Herzinfarkt oder Schlaganfall erlitten haben. Je nach Alter des Kindes greifen verschiedene Reanimations-Methoden. Sie alle haben zum Ziel, möglichst schnell wieder ausreichend Sauerstoff in den Kreislauf des Kindes zu bekommen.

- Die klassische 30:2 Formel kennst du bereits aus dem Erste-Hilfe-Teil für Erwachsene: 30-mal drücken, zweimal beatmen,

30-mal drücken, zweimal beatmen. Dieser Algorithmus gilt auch für Teenager, d.h. ungefähr ab der Pubertät. Kommst du also in eine Notfallsituation und fragst dich, ob hier noch ein Kind oder schon ein pubertärer Teenager vor dir liegt, dann überlege bitte nicht länger, sondern behandle den Patienten einfach wie einen Erwachsenen. Das Alter ist heutzutage sowieso schwerer einzuschätzen, eine Analyse von Körpergröße, Bartwuchs und Gesichtszügen würde deine Reaktion nur weiter verzögern und wertvolle Zeit kosten.

- Bei einem Neugeborenen unmittelbar nach der Geburt sieht das Vorgehen noch anders aus. Der Rhythmus der Reanimation in den ersten vier bis sechs Stunden des Lebens lautet 3:1, also dreimal drücken, einmal beatmen. Die Beatmung nimmt hier also eine deutlich größere Rolle ein. In diese Situation wirst du allerdings wahrscheinlich nie kommen, es sei denn du stolperst regelmäßig in Kreißsäle hinein.

- Beim Kind liegt der Algorithmus zwischen dem für ein Neugeborenes und dem für einen Erwachsenen, das heißt 15:2. 15-mal drücken, zweimal beatmen, 15-mal drücken, zweimal beatmen und so weiter. Damit hast du schon einmal die wichtigsten Basics für die ersten Erste-Hilfe-Sekunden in der Hinterhand.

Vielleicht ist dir auch schon einmal zu Ohren gekommen, dass eine Kinder-Reanimation immer mit fünf Beatmungen beginnen sollte. Klingt logisch, da Sauerstoffmangel bei den kleinen Patienten der Hauptgrund für die Wiederbelebung ist. Die fünf Initialbeatmungen sind übrigens ein europäisches Konzept, andere Länder starten direkt mit dem Drücken, um keine Zeit zu verlieren.

GEFAHR IM VERZUG

BABY IN NOT – DAS KANNST DU TUN!

Die erste Amtshandlung deines Ersthelfer-Jobs muss es sein, das Baby auf einen festen Untergrund zu legen, egal wie kalt oder nass die Straße auch ist. Solange es sich den Armen der Mutter befindet, kannst du nichts machen.

- Da die Atmung das häufigste Problem ist, überprüfst du zuerst die Atemwege. Dafür eine Hand am Kopf und zwei Finger am Kinn des Säuglings platzieren und seinen Kopf leicht überstecken, bis der Mund nach oben zeigt. Danach über Mund und Nase beugen und zu den Füßen des Säuglings gucken, um Atemgeräusche zu hören, zu spüren oder die Hebung des kleinen Brustkorbs wahrzunehmen.

- Für die fünf Initialbeatmungen eines Säuglings deinen Mund auf Mund UND Nase des Kindes platzieren. Bei älteren Kindern erfolgt eine reine Mund-zu-Mund-Beatmung, wobei du die Nase des kleinen Patienten zuhältst.

- Jetzt kommen wir zu einem wichtigen Unterschied im Vergleich zur Wiederbelebung eines Erwachsenen. Wenn du auch bei einem Säugling deine Handballen aufeinanderlegen würdest, um das kleine Herz zum Pumpen zu bringen, würdest du nicht nur auf das Herz, sondern vermutlich den kompletten Körper des Babys drücken. Deshalb reanimieren wir bei Säuglingen nur mit zwei Fingern. Der dadurch erzielte Druck ist ausreichend für das kleine Herz.

- Während du diesen ganzen Zyklus durchläufst, ist es essenziell wichtig, die (vermutlich panische) Mutter dazu zu bringen, den Notruf zu wählen, damit der Kindernotarzt schnellstmöglich kommt. Ja, richtig gelesen. Es gibt spezielle Kindernotärzte.

Fieberkrämpfe: gefährlich oder nicht?

Nein, Kinder sind immer noch keine Miniaturversionen von uns Erwachsenen. Ihr Körper arbeitet anders, aus dem einfachen Grund, weil er sich erst noch entwickeln muss. Wir weisen deshalb so oft auf diese Tatsache hin, weil sie entscheidend ist, um die häufigsten Notfallsituationen richtig einzuordnen, die im Alltag mit Kindern auftreten können.

Fangen wir mit dem Fieberkrampf an. Schon mal gehört? Wenn du bereits einen miterlebt hast, wirst du rückwirkend vielleicht kurz zusammenzucken, da das Ganze am Anfang tatsächlich beängstigend aussehen kann. Die meisten Fälle verlaufen aber zum Glück harmlos. Der Krampf entsteht bei schnell ansteigendem Fieber und zeigt sich meist bei Kleinkindern. Das spiegelt auch der Altersgipfel von 18 Monaten wider. Sobald das Kind zur Schule geht, nimmt die Wahrscheinlichkeit deutlich ab, jetzt noch dieses Krankheitsbild zu entwickeln.

Welche Symptome dabei auftreten können? Zuckende Arme und Beine, der Körper wirkt unnatürlich steif und gestreckt und die Kinder abwesend. Erweiterte Pupillen oder verdrehte Augen verstärken den spontanen Eindruck, dass gerade etwas Dramatisches passiert. Selbst mit unserem medizinischen Wissen im Rücken wären wir bei unserem eigenen Kind in den ersten Sekunden ziemlich sicher auch panisch.

Das Wichtigste in dieser Situation ist trotzdem Ruhe zu bewahren. Uns ist bewusst, das formuliert sich hier am Schreibtisch einfacher als es in der Realität sein wird. Trotzdem erinnerst du dich vielleicht im Fall der Fälle an diese Zeilen.

Fieberkrämpfe können dir im Alltag tatsächlich einmal begegnen, immerhin durchleben ihn zwei bis vier Prozent aller kleineren Kinder einmal. Bitte das Kind dabei nicht festhalten, schütteln und versuchen, die Zuckungen zu unterdrücken. Dabei kannst du es möglicherweise verletzen. Stattdessen solltest du dafür sorgen, dass die Umgebung gepolstert ist, sodass es sich beim Ausschlagen nicht versehentlich die Hand bricht.

Nach dem Krampf wird das Kind verständlicherweise sehr erschöpft und müde sein. Stell dir mal vor, du zuckst drei bis vier Minuten am ganzen Körper. Bei manchen wäre das schon ein höheres Sportpensum, als es eine durchschnittliche Woche sonst mit sich bringt.

Die Dauer des Fieberkrampfes im Blick zu haben, ist außerdem wichtig, um seinen Schweregrad valide einschätzen zu können. Unkomplizierte Anfälle sind nach drei bis vier Minuten vorüber und wiederholen sich im Laufe des restlichen Tages nicht mehr. Dauert der Fieberkrampf 15 Minuten oder länger und häuft sich innerhalb von 24 Stunden, deutet alles auf eine kritischere Sachlage hin.

Auch wenn die meisten Fieberkrämpfe harmlos sind, solltest du nach dem ersten Mal trotzdem den Notruf wählen, einfach um auf Nummer sicher zu gehen (bei länger andauernden und sich wiederholenden Fällen sowieso). Theoretisch könnten sich hinter den Symptomen auch ernsthaftere Erkrankungen wie eine Epilepsie verbergen. Doch keine Sorge, wie anfangs schon gesagt, die Mehrzahl der auftretenden Fälle sind harmlos. Die Kinder erholen sich in der Regel ohne dauerhafte Schäden komplett von der durchlebten Belastung.

Bellender Husten + zischendes Geräusch = Pseudokrupp

Vom heißen Fieberkrampf wechseln wir jetzt in die kalte Jahreszeit zum Pseudokrupp. Pseudo-was? Berechtigte Frage. Dahinter verbirgt sich ein harter, fast bellender Husten mit zischendem Geräusch, und zwar jedes Mal, wenn das Kind einatmet. Genau, klingt auch wieder dramatisch und nach einer Ausnahmesituation.

Hinter den Symptomen versteckt sich eine Entzündung der Atemwege, verursacht durch Erkältungsviren wie z.B. den Influenza-Viren. Daher geht dem Pseudokrupp oft auch eine Erkältung mit klassischen Symptomen wie Fieber und Schnupfen voraus. Der Umschwung kommt, wie sollte es anders sein, oft plötzlich über Nacht. Durch die Infektion schwillt der obere Luftröhrenabschnitt stark an, sodass das Kind deutlich schlechter Luft bekommt. Wie beim Fieberkrampf gilt es auch hier Ruhe zu bewahren und das Kind zu entspannen, damit sich seine Atemnot durch Panik nicht noch weiter verstärkt. Um ihm die Atmung zu erleichtern, solltest du es aufrecht hinsetzen oder hochnehmen. In dieser Situation kann feuchtkühle Luft wie zum Beispiel durch ein geöffnetes Fenster oder sogar aus dem offenen Kühlschrank helfen. Zum Glück kommt es beim Pseudo-Krupp nur selten zu schwerer Atemnot und echten Erstickungssymptomen, trotzdem muss ein derartiger Anfall ernstgenommen werden. Die Chance, dass er sich wiederholt, ist durchaus gegeben, vielleicht beim nächsten Mal mit weniger mildem Ausgang. Daher sollte das Kind auf jeden Fall kinderärztlich untersucht werden. Behandelt wird es im Ernstfall mit kortisonhaltigen Medikamenten, die seine Schleimhäute wieder abschwellen lassen.

Die Anfälle heißen übrigens Pseudokrupp, weil ihre Symptome dem „echten Krupp“ und damit der deutlich dramatischeren bakteriellen Infektionserkrankung Diphtherie ähneln können. Auch dieser Notfall trifft eher kleinere Kinder, hauptsächlich zwischen sechs Monaten und drei Jahren. Du merkst schon, die Kleinen sind einigen Gefahren ausgesetzt.

Batterie verschluckt – was nun?

Kinder erkunden die Welt ja gerne mal mit dem Mund. Das ist bestimmt interessant, kann aber schnell zu einem Problem und im schlimmsten Fall sogar zu einem echten Notfall werden. Die meisten Fremdkörpern bleiben dabei unentdeckt. Auch die wachsamsten Eltern bekommen nicht jede fehlende Murmel mit. Verschluckt der kleine Linus mal wieder eine davon, wandert sie vom Mund über die Speiseröhre in den Magen und macht dann die große Darmtour vom Zwölffingerdarm über Dünndarm, Dickdarm bis zum Enddarm. Es gibt allerdings einige Engstellen, an denen sich ein Gegenstand verfangen kann. Dazu gehören die Speiseröhre, der Ausgang des Magens und der Übergang vom Dünn- zum Dickdarm. Bleibt eine größere Murmel in Linus Speiseröhre stecken, kommt es zu klassischen Symptomen wie Würgen, Speichelfluss, Erbrechen und Schluckbeschwerden. Wenn dir auffällt, dass nur noch drei der ehemals 12 Murmeln da sind und Linus ein typisches Reaktionsverhalten zeigt, sollte der nächste Weg schleunigst zum Arzt führen. Dort wird als erstes ein Röntgenbild erstellt, um eventuelle Gegenstände im Körper zu lokalisieren, die da nicht hingehören. Doch Achtung, Murmeln und vieles andere sind nicht durch Röntgenstrahlen darstellbar. Dazu gehören alle Fremdkörper aus Holz, Glas oder Kunststoff. In Linus' Fall wird zur Sonde gegriffen, um das Körperinnere besser untersuchen zu können, es wird also eine Endoskopie durchgeführt, um den Gegenstand genau zu lokalisieren und gegebenenfalls zu entfernen, falls er nicht von alleine in den Magen gelangt.

Leider sind nicht alle Dinge auf dieser Welt so harmlos wie Murmeln. Viele Geräte werden von Batterien betrieben, die Kinder immer noch unglaublich gerne in den Mund nehmen. Der Vorteil: Batterien sind beim Röntgen darstellbar. Der Nachteil: Batterien können einen unglaublich großen Schaden anrichten und gelten als Notfall. Die kleine flache Knopfbatterie der Uhr kann dafür sorgen, dass es in der feuchten Umgebung der Schleimhaut der Speiseröhre zum Stromfluss kommt und dadurch Löcher und Verätzungen entstehen. Die verschluckte Batterie muss also umgehend entfernt werden.

Auch spitze Gegenstände können zu Schnitten und Löchern führen, wenn sie aus Versehen verschluckt werden. Genauso Magneten. Moment was? Genau, der kleine Küchenmagnet kann zum akuten Notfall werden. Vor allem, wenn gleich mehrere im Darm des Kindes landen. Magneten haben eine Aufgabe, und die ist, magnetisch zu wirken. Befinden sich mehrere davon im Körper, ziehen diese sich wechselseitig an und können dabei sogar Gewebe durchlöchern. Also immer darauf achten, dass diese Gegenstände im Haushalt fern von kleinen Kinderhänden aufbewahrt werden.

Viele, viele bunte Flaschen. Oder: Vergiftungsgefahr

Beim Thema Verschlucken gibt es neben der Blockade der Atemwege oder verletztem Gewebe im Körperinneren noch ein weiteres eklatantes Risiko, und das heißt: Vergiftungen. Wir reden hier klassischerweise von Medikamenten oder Reinigungsmitteln, die die Kinder so schön bunt anlächeln. Bei Verdacht auf eine akute Vergiftung bitte sofort die 112 rufen. Parallel gibt es den sogenannten Giftnotruf, eine Zentrale, die sich auf Giftnotfälle aller Art spezialisiert hat und telefonisch Anweisungen zur Ersthilfe geben kann. Dort wirst du nach genauen Angaben wie Größe, Gewicht und Alter des Kindes sowie der Menge aber auch den Inhaltsstoffen der verschluckten Substanz gefragt.

Den nächsten Satz musst du dir bitte sehr genau einprägen, denn oft ist genau das die erste intuitive Handlung: Auf keinen Fall ein Erbrechen des Kindes provozieren. Handelt es sich um ätzende Stoffe, können die Schleimhäute der Speiseröhre dadurch dauerhaft geschädigt werden oder aber ein Teil des Erbrochenen gelangt auf diese Weise in die Lunge. Der zweite wichtige Hinweis, den du dir auch merken musst: Nichts zu trinken geben, um nachzuspülen. Bei Shampoos oder ähnlichen Schaumbildnern kann dagegen ein so genannter Entschäumer verabreicht werden, falls du so etwas zur Hand hast. Dieses Mittel verhindert, dass der Schaum in Luft und Speiseröhre gelangt und dort Atemnot auslöst.

Diese Zeilen sind vor allem auch ein gutes Beispiel dafür, dass die meisten Gefahren für Kinder immer noch im Haushalt liegen und nicht wie vielleicht gedacht in der großen weiten Welt. Das Kleinkind kann im Gegensatz zum Erwachsenen die Tücken oft nicht richtig einschätzen und besitzt eine ganz eigene Abenteuerlust. Jeden Tag aufs Neue. Umso wichtiger, wachsam zu sein, und im Notfall zu wissen, was zu tun ist.

KAPITEL 2

Von Broken Heart bis zum Infarkt

Rund um Herz und Blutdruck

Wichard: Jonas, du kennst doch sicher den Spruch „Liebe geht durch den Magen", oder?

Jonas: Ja klar, ein echter Klassiker!

Wichard: Wusstest du, dass Liebe auch durchs Herz gehen kann?

Jonas: Weil das Herz für Liebe steht?

Wichard: Nein, nicht ganz. Hattest du schon mal so richtig Liebeskummer?

Jonas: Oh ja, ich glaube, das hatte jeder schon mal …

Wichard: Liebeskummer kann für dein Herz richtig gefährlich werden.

Jonas: Wie das? Lass mal hören.

Wichard: Noch nie was von der Erkrankung namens Broken Heart Syndrom gehört? Dabei kommt es durch starken emotionalen Stress, wie zum Beispiel einer Trennung, zu einer akuten Dysfunktion des Herzens. Aber fangen wir erstmal mit den Basics an.

Das Herz liegt zentral-links im Brustkorb, ist etwa faustdick und wiegt um die 250-300 Gramm. In manchen Fällen kann es auch deutlich größer sein, doch dazu später mehr. Wusstest du eigentlich, was für eine geniale „Maschine" dein Herz ist? Falls du bei Freunden oder deinem Hausarzt nächstes Mal mit unschlagbaren Funfacts glänzen möchtet, haben wir gleich zum Start ein paar für dich in petto:

Das Herz ist besser als jeder Motor. Es schlägt ungefähr 100.000-mal am Tag und tut das im Schnitt bis zu 80 Jahre lang. Stell dir vor, dein Auto könnte 80 Jahre am Stück fahren, das wäre eine unglaubliche Leistung. Doch was macht das Herz eigentlich? Seine Hauptaufgabe kennen wir alle. Es pumpt Blut durch unseren Körper. Damit beginnt es bereits im Mutterbauch, und zwar in der vierten Schwangerschaftswoche. Das Blut, das im Herzen ankommt, wird zuerst in die Lunge weitergeleitet. Dort wird es mit frischem Sauerstoff angereichert und gelangt zurück ins Herz, um anschließend in den sogenannten „großen Kreislauf" ausgeworfen zu werden, der alle Organe, Gewebe und Zellen versorgt. Diese einzelnen Schritte laufen enorm rhythmisch ab und sind bestens aufeinander abgestimmt. Warum es hier manchmal trotzdem zu Problemen kommt, und was dann zu tun ist, schauen wir uns in diesem Kapitel an.

WENN DER ARZT AUFS HERZ SCHAUT

Ganz egal ob beim Kardiologen oder beim Hausarzt, dein Herz wurde sicher schon einmal untersucht. Wir stellen dir kurz vor, welche Untersuchungen es überhaupt gibt und wieso sie durchgeführt werden. So wirst du bei deiner nächsten Untersuchung selbst zum Experten und verstehst, was gemacht wird und wieso. In der Medizin gehen wir immer wie folgt vor: Schritt für Schritt von nicht-invasiven zu invasiven Untersuchungsmethoden.

Die Anamnese ist wichtig, um Basis-Informationen zu sammeln und einen ersten Überblick über die Situation zu erhalten, sprich: Wie beschreibt der Patient sein Befinden. Beim Thema Herz sind

Symptome wie Erschöpfung, Atemnot oder Brustschmerzen entscheidende Signalgeber, um nur einmal eine kleine Auswahl zu nennen. Nach der Anamnese folgt in der Regel die körperliche Untersuchung. Blässe oder auch geschwollene Knöchel, beides sofort sichtbare Symptome, können Hinweise darauf sein, dass das Herz nicht mehr reibungslos arbeitet. Natürlich sind im diagnostischen Verfahren Puls- und Blutdruckmessung ebenso grundlegend wie der Check von Herz und Lunge per Stethoskop. Sind dabei ungewöhnliche Herzgeräusche wahrnehmbar, deuten diese möglicherweise darauf hin, dass die Herzklappen nicht mehr einwandfrei arbeiten. Auch die Untersuchung der Lunge ist zentral: Gegebenenfalls hat sich dort Flüssigkeit angesammelt, weil das Herz Probleme hat, Blut in den „großen Kreislauf" auszuwerfen, um auf diese Weise die Gesamtmaschinerie am Laufen zu halten.

Und jetzt wirst du verkabelt

Die Elektrokardiografie, kurz EKG, ist ein absolutes Basis-Diagnostikum in der Kardiologie. Doch was passiert da eigentlich? Dass das Herz ein unglaublich faszinierendes Organ ist, haben wir bereits festgestellt. Allerdings hält es noch mehr Besonderheiten bereit. Zum Beispiel kann es auch außerhalb des Körpers weiterschlagen. Klingt verrückt, ist aber so. Würde dein Herz mit ausreichend Sauerstoff versorgt werden, würde es fröhlich weiterschlagen. Aber wie kann das sein? Dazu werden wir uns nun erst einmal anschauen, wie das Herz elektrophysiologisch überhaupt funktioniert.

Dein Herz ist im Grunde ein großer Muskel. Wie alle Muskeln ist es in der Lage, sich zu kontrahieren, also anzuspannen, und wieder zu entspannen: Dein Herz schlägt. Dieser Vorgang läuft völlig automatisiert ab, du kannst diese Bewegung also nicht selbst auslösen. Dein Körper sendet dem Herzen elektrische Impulse, die seinen Rhythmus steuern. Beim Sport zum Beispiel ist ein schneller schlagendes Herz sinnvoll. Auf diese Weise werden die Muskeln besser mit Sauerstoff versorgt. Also sendet der Körper dem Herz entsprechende Signale. Beim Schlafen hingegen „funkt" er: Rhythmus verlangsamen.

Nun ist es so, dass sich die einzelnen Herzbereiche in einer festen Reihenfolge kurz hintereinander anspannen. Das ist wichtig, damit wie oben erklärt, das Blut optimal durch das Organ hindurchgeleitet werden kann. Die elektrischen Impulse treffen also an einer bestimmten Stelle am Herzen ein und breiten sich dann über feste Wege aus. Dadurch wird das Signal durch das ganze Organ geleitet, wodurch es sich nach und nach kontrahiert beziehungsweise entspannt.

Genau hier kommt das EKG ins Spiel, das über kleine Elektronen eben diese Signale an der Brustwand empfängt und ableitet. Daraus ergibt sich das klassische Zackenmuster auf dem Auswertungsstreifen, das die verschiedenen Erregungsstadien des Herzens abbildet. Funktioniert dein Herz ganz normal, breiten sich seine Signale auch normal aus. Bei einem Herzinfarkt wiederum ist ein Teil deines Herzens nicht ausreichend mit Sauerstoff versorgt. In diesem Bereich können sich Signale nicht regulär ausbreiten, was sich dann auch im EKG zeigt. Deshalb ist diese Diagnostik-Methode besonders im akuten Notfall entscheidend.

Jonas: O.k., Wichard, aber komm doch mal zum Punkt: Wieso schlägt das Herz denn jetzt außerhalb des Körpers weiter?

Wichard: Stimmt, da war ja noch was. Danke, Jonas.

Zwar erhält dein Herz die entscheidenden elektrischen Impulse vom Körper, es hat aber auch einen Notfallplan. Für den Fall, dass eine Sicherung durchbrennt und Signale nicht mehr korrekt übermittelt werden, besitzt es als „Fall-Back-Szenario" sogenannte Schrittmacher-Zentren. Sie springen als Ersatzrhythmen ein, falls der übliche Weiterleitungsprozess nicht richtig funktioniert. Insofern könnte das Herz also mit ausreichender Sauerstoffzufuhr auch außerhalb des Körpers schlagen. Diese Ersatzrhythmen laufen jedoch allesamt langsamer als unser normaler Rhythmus und sind deswegen keine Dauerlösung.

Einmal freimachen, bitte

Ziemlich sicher wurde bei dir schon einmal ein Ultraschall beziehungsweise eine „Sono" gemacht. Bei dieser Methode kann über komplexe Echomechanismen Gewebe unter der Haut dargestellt werden. Es ist übrigens absolut normal, wenn du auf dem Bildschirm rein gar nichts erkennst. Selbst im Studium braucht man viel Übung, um die Bilder richtig „lesen" zu können. Mithilfe der Echokardiographie, des Herzultraschalls, lassen sich die einzelnen Bereiche des Herzens genau unter die Lupe nehmen und prüfen, ob beispielsweise die Herzklappen gut öffnen und schließen. Auch Rückschlüsse auf mögliche Herzinfarkte sind möglich, indem man genau abklopft, ob sich die Herzwände überall gut kontrahieren und entspannen.

Weiter gehts in der Bildgebung

Je nach diagnostischer Fragestellung, können im Bereich der bildgebenden Verfahren auch Röntgen, eine MRT (Kernspintomographie) oder eine CT (Computertomograhie) zum Einsatz kommen. Ein Spezialfall stellt das Herzkatheter-Verfahren dar, das insbesondere den Zustand der Herzkranzgefäße genau abklopft. Im Falle der koronaren Herzkrankheit ist es das Mittel der Wahl. In diesem Fall weisen Herzgefäße Engstellen auf, die entsprechend dargestellt und je nach Enge auch geweitet werden können. Gegebenenfalls wird zusätzlich ein Stent gesetzt: Dieses Mini-Implantat dient dazu, das Gefäß weiter offen zu halten. Verschließt es nämlich ganz, kommt es zum Herzinfarkt. Jetzt wo du weißt, welche Untersuchungen dein Arzt durchführen kann und aus welchem Grund, stellen wir dir die wichtigsten Erkrankungen vor, bei denen das Herz nicht so „tickt" wie es sollte.

BLUTHOCHDRUCK. DECKNAME: „STILLER KILLER"

Wir kennen es alle. Die Mittagspause ist kurz, wir müssen rasch einkaufen und dann das: eine riesige Schlange an der Kasse. Die Kunden vor dir scheinen ihre Waren extra langsam aufs Band zu legen und die Kassiererin bemüht sich auch nicht sonderlich, deine kleine Auszeit zu retten. Zu spät im Job retour und dauer-

gestresst, rügt dich dein Chef, weil du wieder mal nicht pünktlich erscheinst. Dabei knallt er dir einen dicken Stapel Papierkram auf den Tisch. Dann klingelt auch noch das nervige Telefon. Ein Kunde, der alles andere als zufrieden ist und sich mit dir anlegen will. Na, dem zeigst du es, denkst du dir, und fängst eine hitzige Diskussion an. Langsam aber sicher läuft dein Fass über und irgendwann platzt dir der Kragen. Dein Herz pocht, dir wird heiß, dein Gegenüber am anderen Ende der Leitung brüllst du nur noch an und legst dann auf. Wir hoffen für dich, dass dein Alltag anders aussieht, aber in dieser Situation hättest du sicher einen erhöhten Blutdruck gehabt. Und das ist ganz normal.
Normal ist aber auch, dass dein Blutdruck wieder auf normale Werte abfällt, sobald du dich beruhigt hast. Bei vielen Menschen bleibt der Blutdruck allerdings dauerhaft erhöht und das ist ein Problem. Wieso, weshalb und warum, erfährst du gleich.

Wofür haben wir eigentlich einen Blutdruck

Nicht alles am Blutdruck ist schlecht. Ohne ihn könnten wir nicht existieren, weil unsere Organe sowie unser ganzer Körper nicht mit Sauerstoff versorgt würden. Je nach Situation passt sich auch unser Blutdruck an. Sind wir gestresst oder treiben Sport, steigt unser Blutdruck. Warum das so ist? Schauen wir zurück in die Evolutionsgeschichte: Aufregung und Stress sind für den Körper nichts anderes als Alarmsignale,, die ihn in den sogenannten Fight-or-Flight-Modus und damit in die Lage versetzen, entweder mit dem Säbelzahntiger zu kämpfen oder vor ihm wegzurennen. Auch beim Sport sorgen wir kurzfristig für Stress im Körper. Jetzt geht es darum, die Muskulatur bestmöglich mit frischem Blut und Sauerstoff zu versorgen, damit wir Bestleistungen bringen können. Dafür pumpt dein Herz schneller und dein Blutdruck steigt mit. Wenn du wieder zur Ruhe kommst, sinkt dein Blutdruck im Normalfall auch wieder ab. Besonders nachts sollte er im Vergleich zum Tag deutlich niedriger sein (Dipping).

Wenn die Werte zu hoch sind

Dein Blutdruck kann also mal etwas höher und mal etwas niedriger sein. Besonders in der Arztpraxis beobachten wir häufig den sogenannten „Weißkittel-Faktor“. Jeder weiß, dass ein hoher

Blutdruck nicht gut ist. Bekommst du also während einer Untersuchung eine Blutdruckmanschette umgeschnallt, ploppt oft nur ein einziger Gedanke auf: Bitte sei nicht zu hoch! Erinnerst du dich noch an den Säbelzahntiger? In dieser Situation betrachtet dein Gehirn die Manschette und den Arzt als Säbelzahntiger – Stress entsteht. Aus diesem Grund kann es tatsächlich passieren, dass manche Menschen immer nur beim Arzt erhöhten Blutdruck haben. Die Lösung: zuhause messen und 24-Stunden-Messungen durchführen.

Was ist normal und was nicht?

In der Medizin gibt es verschiedene Möglichkeiten, Dinge als „normal" einzustufen. Beim Blutdruck lautet die Frage: Mit welchen Drücken haben die meisten Menschen die wenigsten Probleme? Der absolute Standardwert für junge gesunde Menschen liegt etwa bei 120/80 mmHg.

Die erste Zahl, die immer die höhere ist, beschreibt den höchsten Wert in der Systole, das ist die Auswurfphase des Herzens, in der es kontrahiert. Die zweite Zahl nennt den niedrigsten Wert der Diastole, jener Phase, in der sich das Herz entspannt. Falls du dich jetzt fragst, wieso wir junge und gesunde Menschen geschrieben haben, kommt jetzt die Antwort.

Es ist völlig normal, dass der Blutdruck im Alter etwas ansteigt. Das hängt mit den Gefäßen zusammen, die mit den Jahren nicht mehr so dehnbar sind und teilweise verkalken und verhärten. In diesem Zusammenhang spielt die Aorta, also die Hauptschlagader, eine zentrale Rolle. Sie besitzt eine sogenannte Windkesselfunktion: In der Systole dehnt sie sich sehr stark und kann somit einen Teil des ausgeworfenen Blutes zwischenspeichern. In der Diastole zieht sich die Aorta langsam wieder zusammen und wirft das zwischengespeicherte Blut gleichmäßig weiter in den Kreislauf aus. Wieso das Ganze? Gäbe es diese Funktion nicht, würde in der Systole ansonsten alles Blut hinausschießen, in der Diastole dagegen stehenbleiben oder sogar zurückfließen. Was für unseren Kreislauf alles andere als gut wäre – ganz schön smart gelöst von unserem Körper.

Wird die Aorta im Alter weniger flexibel oder verändert sie sich atherosklerotisch (d.h. verkalkt sie), funktioniert diese Windkesselfunktion nicht mehr einwandfrei. In der Systole steigt dadurch der Blutdruck an und in der Diastole fällt er gegebenenfalls sogar etwas. Deshalb akzeptiert man im Alter auch leicht erhöhte Blutdruckwerte.

Blutdruckwerte im Überblick

Damit Therapie und Definition der sogenannten arteriellen Hypertonie einheitlicher sind, teilt man diese in verschiedene Kategorien ein.

Stadien arterieller Hypertonie

Optimal	**<120/80**	**mmHg**
Normal	**<130/85**	**mmHg**
Hoch-normal	**130/85 - 139/89**	**mmHg**
Hypertonie Grad I	**140/90 - 159/99**	**mmHg**
Hypertonie Grad II	**160/100 - 179/109**	**mmHg**
Hypertonie Grad III	**≥180/110**	**mmHg**
Hypertensiver Notfall	**>230/120** bzw. jeder erhöhte Wert mit lebensgefährlichen Organschäden	**mmHg**

Wichtig: Hierbei handelt es sich um Richtwerte, denn jeder Mensch reagiert anders auf Blutdruckänderungen. Welche Werte wirklich optimal sind, ist Gegenstand aktueller Forschungsarbeiten.

Was deinen Blutdruck steigen lässt

In der Medizin unterscheidet man zwischen primären (direkten) und sekundären (indirekten) Ursachen für Hypertonie, also Bluthochdruck. Die sekundären Hypertonien machen etwa 10 Prozent der Fälle aus, treten teilweise schon bei jungen Erwachsenen auf und sind nur schwer medikamentös einstellbar. Der Therapieansatz hier: Die Erkrankung, durch die der Bluthochdruck sekundär ausgelöst wird, entsprechend zu behandeln.

Ein häufiger Auslöser der sekundären Hypertonie ist das Schlafapnoe-Syndrom, bei dem es zum zeitweisen Verschluss der oberen Atemwege kommt, wobei der Gasaustausch in den Lungen temporär aussetzt (mehr dazu erfährst du im Kapitel Schlaf). Auch Erkrankungen der Niere können ursächlich wirken, da dieses Organ großen Einfluss auf die Blutdruckregulation hat. Bei einer Nierenarterienstenose (teilweiser oder ganzer Verschluss einer Nierenarterie) erhält die Niere nicht ausreichend Blut. Ihre Aufgabe ist aber nun genau die Filtration von Blut, nur muss dafür auch genügend bei ihr ankommen. Der Organismus nimmt in diesem Fall an, dass zu wenig Blut im Körper sei und schleust über die Niere Blut zu ihm zurück, das ansonsten zu Urin geworden wäre. Außerdem steigert die Niere über komplexe Regelkreise den Blutdruck, um zusätzlich mit mehr Blut versorgt zu werden. Auf diese Weise löst dein Körper selbst einen zu hohen Blutdruck aus. Auch wenn deine Niere nicht mehr richtig funktioniert, also eine Niereninsuffizienz auftritt, oder bei weiteren Erkrankungen der Niere, kann Hypertonus eine der Folgen sein.

Zum Schluss werfen wir noch ein paar kompliziertere Fachbegriffe in die Runde, damit dir nicht langweilig wird: Auch bestimmte Tumorarten wie das Phäochromozytom, ein Adrenalin produzierender Tumor, oder Hypercortisolismus (zu viele Glucocorticoide, also Stresshormone) können deinen Blutdruck nach oben treiben.

Deutlich häufiger jedoch tritt die essenzielle (primäre) Hypertonie auf. Welche Risikofaktoren hierfür ausschlaggebend sind, schauen wir uns jetzt an. Besonders interessant: Die meisten

Ursachen sind durch unseren Lifestyle bedingt. Heißt konkret, wir lösen sie durch unser tägliches Verhalten und unsere Lebensweise selbst aus. Angesichts der möglichen Folgen ist das im Grunde grob fahrlässig, über Jahre hinweg leichtfertig Risiken auf sich zu nehmen, um so quasi selbstgemacht in den Bluthochdruck zu rutschen.

Risikofaktoren im Überblick

- Rauchen
- hoher Alkohol- und/oder Koffeinkonsum
- hohe Kochsalzzufuhr
- Adipositas (Übergewicht)
- Fettstoffwechselstörung (Dyslipidämie)
- Insulinresistenz (Diabetes)
- hohe psychische Belastung (Stress)
- höheres Lebensalter
- positive Familienanamnese (Verwandte mit Bluthochdruck)

Die gute Nachricht: Sieben der genannten neun Risikofaktoren haben wir selbst in der Hand. Nur wie bemerkt man eigentlich, dass man hohen Bluthochdruck hat?

Wolf im Schafspelz

Er kommt schleichend um die Ecke, bleibt meist unbemerkt und verursacht schwerwiegende Folgeerkrankungen. Ganz schön tückisch für dich und deinen Körper, denn zu hoher Blutdruck wird nicht umsonst „stiller Killer“ genannt. Das liegt daran, dass er uns selbst oft kaum auffällt. Beziehungsweise erst, wenn es zu spät ist ...

Regelmäßige Hausarztbesuche können hier Abhilfe schaffen: Sie helfen dabei, Blutdruck-Entgleisungen frühzeitig zu entdecken und ihnen entsprechend entgegenzuwirken. Schießt der Blutdruck unkontrolliert nach oben, spricht man von einer hypertensiven Krise oder einem hypertensiven Notfall. Mögliche Beschwerden sind allgemeine Symptome wie Schwindel und Ohrensausen. Weiter kann es zu Kopfschmerzen und sogenannten Palpitationen kommen. So nennen wir Mediziner das Phänomen, wenn Herz und Puls heftig pochen. Auch Nasenbluten ist keine Seltenheit. Zuletzt sind Folgekomplikationen zu bedenken. Genau darum geht es jetzt.

Wie zu hoher Blutdruck krank macht

Dadurch dass ein zu hoher Blutdruck erst einmal keine direkten Symptome auslöst, denken Patienten häufig, dass das nichts Schlimmes sei. Ein paar Zigaretten am Tag und das Feierabendbierchen sind doch locker drin, oder? Leider nein, denn wie bereits beschrieben, ist Bluthochdruck einer der entscheidenden Risikofaktoren für kardiovaskuläre Erkrankungen. Seine dauerhafte Erhöhung fördert Gefäßschäden, Cholesterin-Ablagerungen in unseren Blutgefäßen, Herzinfarkte oder Schlaganfälle.

Nehmen wir erstmal dein Herz unter die Lupe. Hoher Blutdruck bedingt, dass es immer stärker pumpen muss, um die gleiche Menge Blut in den Kreislauf zu befördern. Das ist ungefähr so, als würdest du jeden Tag Bizeps-Curls machen (Jonas weiß, wie das ist), der Muskel wächst. Da auch das Herz ein Muskel ist, nimmt es an Volumen zu. Klingt erstmal toll, ist es aber nicht. Gewinnt das Herz zu stark an Muskulatur, kann es nicht mehr richtig mit Blut gefüllt werden. Irgendwann ist es auch nicht mehr dazu in der Lage, das Blut richtig auszupumpen. Herzinsuffizienz ist die Folge. Auch die Herzkranzgefäße werden in Mitleidenschaft gezogen. Für den Laien grob umrissen bedeutet das: Erhöhter Blutdruck und schlechte Blutfette führen zu Gefäßschäden, es kommt vermehrt zu Plaques (d.h. Ablagerungen in den Gefäßen), was wiederum eine koronare Herzerkrankung und früher oder später auch einen Herzinfarkt zur Folge haben kann. Damit leider noch nicht genug: Aortenaneurysmen (Aussackung der

Gefäßwand der Hauptschlagader) oder Aortendissektionen (Einriss der Gefäßwand der Hauptschlagader) sind weitere lebensbedrohliche Folge einer Hypertonie.

Woran man im Zusammenhang mit Bluthochdruck-Folgeschäden vielleicht nicht direkt denkt, ist das Gehirn. Ein Hypertonus kann winzige Gefäßschädigungen verursachen, die wiederum Kalkablagerungen zur Folge haben. Dadurch werden Hirnareale nicht mehr adäquat mit Blut versorgt, woraus wiederum viele kleine oder große Schlaganfälle oder eine vaskuläre Demenz resultieren können. Langfristig leiden auch Niere (Niereninsuffizienz) und Augen (Sehstörungen). Kurzum: Alles definitiv schlagende Gründe, Zigaretten und das tägliche Feierabendbierchen ad acta zu legen.

Wenn eine Lifestyle-Änderung nicht ausreicht, um deinen Blutdruck dauerhaft zu senken, kann dein behandelnder Arzt auf eine Vielzahl von Medikamenten zurückgreifen, die diesen Prozess unterstützen. Die genaue Medikation ist für jeden Patienten individuell zu gestalten.

So, das war ein ganz schöner Hub. Dreh am besten mal eine Runde um den Block, um den geballten Input zu verarbeiten und etwas für deine Gesundheit zu tun.

RUNTER MIT DEM BLUTDRUCK

Du weißt ja bereits, dass du selbst einiges tun kannst, um deinen Blutdruck wieder in den Normbereich zu bringen. Auch Ärzte versuchen bei leichtem Bluthochdruck erst einmal, diesen dadurch zu regulieren, dass sie dem Betroffenen konkrete Änderungen seiner Lebensgewohnheiten ans Herz legen. Patienten lieben das.

- Falls du **rauchen** solltest: STOP IT! Fakt ist, die meisten Raucher wissen, dass das „nicht so gut" ist, aber damit aufzuhören, halten sie dann doch für ein bisschen übertrieben. Dabei befördert Rauchen nicht nur einen hohen Blutdruck, sondern eine Reihe anderer ernsthafter Erkrankungen und wir reden hier nicht „nur" von Lungenkrebs, der einen oftmals in den letzten Lebensjahren erwartet. Schlaganfälle, Herzinfarkte, zahlreiche andere Krebsarten, schlechte Zähne, Diabetes oder COPD (eine schwere Lungenkrankheit) sind nur einige der möglichen Folgen. Vielleicht hört man heraus, dass wir WIRKLICH keine großen Fans des Rauchens sind.

- Und wie steht es mit dem **Alkohol?** Man sagt doch immer, ein Glas Wein am Abend sei o.k.? Das stimmt sogar. Wein enthält Polyphenole, also Antioxidantien, die deine Zellen vor Schäden schützen. Allerdings sollte man es auch damit nicht übertreiben. Es ist völlig in Ordnung, ab und an etwas zu trinken. Problematisch ist jedoch der tägliche bzw. regelmäßige Alkoholkonsum, der über ein kleines Gläschen Wein hinausgeht.

- Nun der beste Tipp: **Vermeide Säbelzahntiger!** Falls es bei dir in der Stadt keine gibt, dann versuche alles zu umgehen, was in deinem Körper die gleiche Reaktion hervorruft, nämlich Stress! Stress ist eine DER zentralen Ursachen für ganz verschiedene chronische Erkrankungen unserer Zeit. Wie oft klingelt dein Handy am Tag? Wie viele E-Mails stören dich bei der Arbeit? Natürlich sind das nur Kleinigkeiten, aber es sind eben sehr viele davon. Jede WhatsApp löst in deinem Körper eine winzige Alarmreaktion aus. Davon sammelst du Hunderte, wenn nicht Tausende täglich. Früher gab es nur den Säbelzahntiger, heute gibt es unzählige Mini-Auslöser, die an jeder Ecke lauern. Für deinen Körper, der noch im Urzeit-Zustand programmiert ist, stellt das eine enorme Belastung dar.

- Sorge für Entspannung: Stell dein Handy auf lautlos oder nutze die Nicht-Stören-Funktion. Auch das E-Mail-Programm lässt sich so einstellen, dass nur zweimal täglich Mails geladen werden. Kurz gesagt, versuche Stress-Auslöser zu minimieren. Sorge aktiv für mehr Entspannung im Leben. Mache mehrmals täglich eine Achtsamkeitsübung, in der du dich mit geschlossenen Augen zwei bis drei Minuten nur auf deine Atmung konzentrierst. Gehe zum Sport oder meditiere. Übrigens, auch Lesen kann innerhalb weniger Minuten dein Stresslevel drastisch senken.

- Gesunde Ernährung und ausreichend Bewegung helfen nicht nur dabei, langsamer zu altern, sondern wirken auch magisch auf deinen Blutdruck. Wie wäre es mit Salat statt Burger? Wieso den Aufzug nehmen, wenn du auch locker zu Fuß in den zweiten Stock kommst? Es sind ganz viele Kleinigkeiten, die dich Tag für Tag dabei unterstützen, gesund zu bleiben. Wir sind übrigens Freunde von Challenges. Wie wäre es, wenn du nächste Woche versuchst, jeden Tag 10.000 Schritte zu machen? Schreib uns, wenn du es schaffst!

WENN DAS HERZ SCHLAPP MACHT

Je älter der Mensch wird, desto wahrscheinlicher ist es, dass seine Organe nicht mehr richtig arbeiten. Bei etwa 10 Prozent der über 60-Jährigen ist das Herz nicht mehr voll leistungsfähig. Wir sprechen von einer Herzinsuffizienz. So ist jeglicher Zustand definiert, in dem das Herz nicht mehr in der Lage ist, den Blutkreislauf durch seine Pumpleistung unbeeinträchtigt aufrechtzuerhalten. Auf Deutsch: Das Herz schafft es nicht mehr, den gesamten Körper ausreichend zu versorgen.

Die Ursachen sind vielseitig. Wie schon erwähnt, kann ein dauerhaft zu hoher Blutdruck das Herz mit der Zeit überfordern. Aber auch eine koronare Herzerkrankung oder der Status nach einem Herzinfarkt, bei dem Teile des Herzmuskels nicht mehr richtig kontrahieren, kann die Pumpleistung des Herzens stark reduzieren. Weitere mögliche Ursachen sind zum Beispiel nicht voll funktionsfähige Herzklappen oder Rhythmusstörungen.

Was passiert bei einer Herzinsuffizienz?

Dass das Blut erstmal in den kleinen und dann, mit Sauerstoff angereichert, in den großen Kreislauf durch das Herz gepumpt wird, weißt du bereits. Bei einer Herzinsuffizienz kann das Blut entweder nicht mehr adäquat in den kleinen (Rechtsherzinsuffizienz), in den großen (Linksherzinsuffizienz) oder in beide Kreisläufe (globale Insuffizienz) gepumpt werden. Je nachdem welcher Abschnitt betroffen ist, äußern sich jeweils andere Symptome:

Ganz allgemein zeigen betroffene Patienten eine Leistungsminderung. Treppensteigen wird plötzlich anstrengend und körperliche Aktivitäten lassen sich nur noch mit schwerer Atmung und Pausen verrichten. Die Patienten müssem nachts auch häufiger Wasser lassen. Wieso das?

Oft kommt es zum Rückstau von Blut in den Knöcheln und Extremitäten. Das Herz schafft es nicht, das ganze Blut zurück zum Herzen zu pumpen. Erst nachts, wenn wir waagerecht liegen und das Herz nicht mehr gegen die Schwerkraft arbeiten muss, kann die Flüssigkeit wieder zurückbefördert werden. Dadurch ist zu viel Flüssigkeit im Kreislaufsystem und unsere Niere filtert diese aus: Wir müssen Pipi.

Bei einer Linksherzinsuffizenz sind zwei Szenarien möglich. Das Herz kann das Blut nicht mehr richtig auswerfen (sogenanntes Vorwärtsversagen). Dadurch werden Organe wie die Nieren oder das Gehirn nicht mehr ausreichend versorgt und können nicht einwandfrei arbeiten. Gleichzeitig staut sich das nicht ausgeworfene Blut aber auf (sogenanntes Rückwärtsversagen) und sammelt sich vor dem linken Herzen im kleinen Kreislauf, nämlich in der Lunge. In diesem Fall leiden die Patienten häufig unter Atembeschwerden, Hustenanfällen und Lungenödemen. Gleichzeitig kann das Blut in der Lunge nicht mehr optimal mit Sauerstoff angereichert werden, wodurch es zusätzlich zu einer erniedrigten Sauerstoffsättigung mit Zyanose (zum Beispiel Blaufärbung von Lippen und Fingern) kommen kann.

Wenn das rechte Herz nicht mehr richtig arbeitet, staut sich das Blut oftmals vor dem Herzen. Patienten entwickeln Ödeme, also Wassereinlagerungen in den Beinen. Auch die Leber kann durch den erhöhten Rückstau auffällig werden. Meist zeigen Patienten Anzeichen einer globalen Insuffizienz, bei der die genannten Symptome kombiniert auftreten können.

Herzinsuffzienz – und nun?

Entsprechend des Krankheitsstadiums erfolgt eine medikamentöse Einstellung, mit dem Ziel, die Pumpleistung des Herzens zu verbessern und gleichzeitig Symptome der Insuffizienz zu lindern. Wir müssen an der Stelle ehrlich sein: Im Allgemeinen ist die Prognose einer Herzinsuffizienz nicht berauschend. Im fortgeschrittenen bis Endstadium liegt die 1-Jahres-Sterblichkeit bei etwa 50 Prozent, weshalb bei Patienten mit entsprechenden Anzeichen frühzeitig gehandelt werden sollte.

Aber jetzt erstmal genug vom Herzen! Gehen wir noch eine Station weiter zum Kreislaufsystem. Dieses hängt nämlich direkt mit dem Herzen zusammen.

KREISLAUF – WAS, WENN ER NICHT FLÜSSIG LÄUFT

Grundlegend für die reibungslose Funktionsweise des Kreislaufs ist natürlich, dass die Gefäße gut durchgängig sind und das Blut ungehindert zu den Organen gelangen kann. Häufig ist das aber nicht der Fall, da Teile von Gefäßen zum Beispiel durch Cholesterin-Ablagerungen und Plaques belegt sind. Über die häufigste Erscheinungsweise arterieller Verschlüsse sprechen wir jetzt.

Achtung, Atherosklerose

Bei der Atherosklerose (das ist das Kapitel mit den komplizierten Begriffen wie du schon gemerkt hast) handelt es sich um eine chronisch degenerative Erkrankung der arteriellen Gefäße durch fetthaltige Ablagerungen (Plaques). Komplizierter Satz. Also nochmal langsam: chronisch – anhaltend; degenerativ – zum Negativen sich verändernd; arterielle Gefäße – Gefäße, die Blut vom Herzen in den Körper leiten. Aber, fetthaltige Ablagerungen?

Nicht so schlimm, denkt man vielleicht auf den ersten Blick. Auf den zweiten Blick betrachtet, lösen diese Plaques zahlreiche Folgeerkrankungen aus, die als „atherosklerotisch bedingte kardiovaskuläre Erkrankungen" bezeichnet werden. Sie sind weltweit die häufigste Todesursache. O.k., diesen Satz lassen wir jetzt noch einmal wirken. Da die Atherosklerose meist jahrelang symptomlos bleibt, sich über die Zeit aber immer weiter verschlechtert, sind Früherkennung und Prävention an der Stelle also ganz entscheidend.

Risikofaktoren-Check

Im Grunde könntest du einfach ein paar Abschnitte nach oben rutschen und dir die Auslöser für Hypertonie noch einmal durchlesen: Bekannte Gesichter, wie Rauchen und Alkohol aber auch die Dyslipidämie (Überhang der schlechten Blutfette), Diabetes und Übergewicht zählen dazu. On top kommt der bereits besprochene Bluthochdruck.

Gut zu wissen: Die meisten dieser Risikofaktoren können wir durch unsere Lebensweise positiv beeinflussen. Die schlechte Nachricht: Leider machen das die Wenigsten. Der Mensch ist eben ein Gewohnheitstier. Also, lass dich bei der Umstellung deines Lifestyles gerne begleiten. Von einer professionellen Suchtentwöhnung (Raucher) bis zu einer auf dich zugeschnittenen Ernährungsberatung gibt es viele Möglichkeiten.

Welche Erkrankungen können folgen?
Die koronare Herzerkrankung (KHK) kennst du ja mittlerweile aus dem Effeff. Doch neben den Herzkranzgefäßen können auch weiter entfernte Arterien in Mitleidenschaft gezogen werden. Bei der sogenannten peripheren arteriellen Verschlusskrankheit (pAVK) beispielsweise kommt es zur Minderdurchblutung der Beine und Füße, wobei einzelne Zehen mit der Zeit sogar absterben können.

Im Gehirn führt eine Minderdurchblutung einzelner Hirnareale zu Schlaganfällen. Sind Darm und Nieren betroffen, erfolgt nach einem Totalverschluss meist das Absterben des Organs.

Und was jetzt?
Natürlich gilt auch hier: auf einen gesunden Lebensstil achten und schädliche Gewohnheiten ablegen. Aber auch dein Arzt kann mit Medikamenten ein wenig nachhelfen.

Ziel ist es, die Blutfette zu senken und in ein gutes Verhältnis zueinander zu bringen, um das Risiko für Plaque-Rupturen zu minimieren. Denn brechen Plaques auf, strömen die Bestandteile weiter ins Gefäß, verklumpen und können im schlimmsten Teil das gesamte Gefäß verschließen. Es folgt zum Beispiel ein klassischer Herzinfarkt.

Wichtig ist auch hier eine gute Patientenaufklärung, denn nur Einsicht und Verständnis erzeugen auch die nötige Motivation, Gewohnheiten wirklich nachhaltig zu verändern, Medikamente zuverlässig einzunehmen und beim behandelnden Arzt regelmäßig vorstellig zu werden. Insofern hoffen wir, wir haben mit diesem Kapitel einen ersten Schritt auf diesem Weg geleistet. Und sorry für die vielen Fachwörter. Ging in diesem Fall leider nicht anders.

KAPITEL 3

Atemlos durch die Nacht

Einmal von der Nase bis zur Lunge

Wichard: So Jonas, worüber spricht die Welt die letzten Jahre gefühlt nur noch?

Jonas: Lass mich raten, es fängt mit C an?

Wichard: Ganz genau. Auch, wenn das Thema vielen schon auf den Senkel geht: Es ist wichtig, sich unabhängig von Medien und Verschwörungstheorien die harten Fakten anzusehen.

Jonas: Absolut! Viele wissen gar nicht mehr, welchen Infos sie trauen können.

Wichard: So ist es, aber keine Sorge, in diesem Kapitel wird es auch um weitere Themen gehen, die viele Menschen betreffen, wie Allergien, Asthma, Rauchen und COPD.

Jonas: Oh ja, bei Allergien kann ich auch mitreden. Ich spüre den Frühlingsanfang regelmäßig in der Nase.

Wichard: Schon mal einen Prick-Test gemacht?

Jonas: Logo. Obwohl er besser als Piks-Test durchgehen würde. Doch jetzt mal der Reihe nach.

Bevor wir richtig loslegen, schauen wir uns erstmal an, was eigentlich alles zu unseren Atemwegen gehört. Du wirst es ahnen, dabei spielen nicht nur deine Lungen eine Rolle, wobei sie natürlich die wichtigste Funktion im ganzen Atemprozess übernehmen.

Nase und Mund bilden die Startpunkte deiner Atemwege. Schon hier können Hindernisse das Weiterleiten der Atemluft verhindern und somit lebensbedrohliche Situationen erzeugen. Weiter geht es mit der Luftröhre, auf schlau die Trachea. Diese teilt sich in einen linken und einen rechten Zweig auf und mündet in die beiden großen Lungenflügel. Die linke Lunge ist für gewöhnlich etwas kleiner und besteht nur aus zwei anstatt aus drei Lappen.

Grund dafür ist unser Herz, das etwas weiter links im Thorax liegt und dem Lungenflügel somit etwas Platz raubt. In den Lungenflügeln verzweigen sich die Atemwege in immer kleinere Verästelungen, an deren Endpunkten sich die Alveolen befinden. Das sind kleine Lungenbläschen, die für den Gasaustausch verantwortlich sind. So klein sie auch sind, ohne sie würde hier nichts laufen. Deine Lunge fasst etwa sechs Liter Luft. Selbst, wenn du maximal ausatmest, verbleiben immer noch ein- bis eineinhalb Liter Luft im Organ. Hochgerechnet atmen wir insgesamt etwa 20.000 Liter Luft am Tag ein und aus. Nicht gerade wenig, oder?

COVID-19-CRASHKURS

Gleich steigen wir in das wohl konfliktbehaftetste Medizinthema der letzten Jahre ein, möchten aber vorweg einen wichtigen Hinweis äußern: Die Datenlage zu COVID-19 ist noch recht jung und es gibt nur wenige Langzeitstudien.

Besonders sogenannte Fake-News überschwemmen in den letzten Jahren die privaten Medien und machen eine adäquate Übersicht nicht gerade leichter. Wir versuchen dennoch, unsere Infos zum Thema ausschließlich auf belegte Daten zu stützen, sowie auf Empfehlungen der Behörden. Das Coronavirus SARS-

CoV-2 ist eine virale Erkrankung, die eine akute infektiöse Lungenerkrankung auslösen kann. In schweren Fällen kann es sogar zu einer Komplettblockade der Atmung und, besonders in Zusammenschau mit anderen Erkrankungen, zum Tod kommen. Erstbeschrieben wurde das Virus im Dezember 2019 in Wuhan in China. Daher auch der Name COVID-19.

Aufgrund seiner hohen Infektiosität, nämlich über Tröpfchen (niesen, husten, sprechen), Aerosole (kleine „Schwebeteilchen", die einige Minuten in der Luft verbleiben) oder direkte Kontakte, breitete sich das Virus seit seiner Erstbeschreibung rasant aus und löste eine weltweite Pandemie aus.

Eine Grundimmunität besaß der Mensch aufgrund der Neuartigkeit der Virusvariante nicht. Durchgemachte Infektionen oder neu entwickelte Impfungen können die Immunität jedoch steigern. Die schnelle Mutation einzelner Bestandteile des Virus machen eine vollständige Immunität allerdings schwierig. Man steckt sich zwar nicht mehr so schnell an und erlebt meist mildere Verläufe, allerdings schützen durchgemachte Infektionen sowie Impfungen nach aktuellem Stand nicht vollständig gegen das Virus.

Die Verläufe bei jungen, immunstarken Patienten sind meist milde. Schwerere Verläufe sind besonders bei einem ansteigenden Alter ab 65 Jahren sowie dann zu beobachten, wenn Vorerkrankungen bestehen.

Wieso das Virus so tückisch ist

Viele Menschen denken immer noch, Covid-19 sei allein so eine Art „Lungensache". Im harmlosen Fall treten Husten und Grippesymptome auf. Im schweren Fall muss beatmet werden.

Fakt ist, dass das Virus bei der letztgenannten Verlaufsform den Organismus gleich an mehreren Stellen angreift, was es auch so gefährlich macht. Zuerst kommt es zu einer Zerstörung des Alveolarepithels, also des Gewebes der Lungenbläschen, wodurch der Gasaustausch in der Lunge behindert wird. Die Folge sind

Atemnot sowie schwerwiegende Vernarbungen im Organ, die langfristige Atembeeinträchtigungen nach sich ziehen können. Neben den Atemwegen werden gleichzeitig weitere Organsysteme in Mitleidenschaft gezogen, wie Herz, Nieren, Leber, Dünndarm und unser Gefäßsystem. Hier treten oft vermehrt kleine Verschlüsse auf, die die Regeneration insgesamt verschlechtern und Gewebestrukturen und Organen weiter schaden können. Zuletzt erfolgt eine dysregulierte Immunantwort. Kurz gesagt kommt es dabei zu einer fulminanten Entzündungsreaktion im Körper, wobei gleichzeitig auch die Blutgerinnung gestört sein kann.

Bin ich noch ansteckend?

Eine sehr häufig gestellte Frage, die man nur mit einem PCR-Test abschließend beantworten kann. Aber starten wir erstmal mit dem Beginn der Infektion und der sogenannten Inkubationszeit. Diese beschreibt, wie lange es von Ansteckung bis Symptombeginn dauert (im Fall von COVID-19 sind das 2-14 Tage). Das ist wichtig zu wissen, denn meist beginnen wir ansteckend zu sein, bevor wir Symptome entwickeln, was die Ausbreitung des Virus begünstigt. Meist sind wir bis zu 2,5 Tage vor Symptombeginn bereits infektiös. Das heißt, du kannst theoretisch 2,5 Tage lang andere anstecken, bis du selbst überhaupt merkst, dass du krank bist ... Nicht gut!

Manchmal bleibst du sogar symptomfrei, obwohl du COVID-positiv bist und kannst somit zum Super-Spreader werden. Ansteckungsfähig bleiben wir etwa bis zu 9 Tage nach Symptombeginn, wobei diese Zahl je nach Immunstatus stark variieren kann.

Auf welche Symptome du achten solltest

Die klassischen Grippe- und Erkältungssymptome treten auch bei einer Corona-Erkrankung auf. Hierzu zählen Fieber, Husten, Schnupfen und Halsschmerzen. Kopfschmerzen und Abgeschlagenheit können dazukommen. Bei schweren Verläufen leiden Betroffene häufig an Luftnot, die sich auch in einer verminderten Sauerstoffsättigung im Blut abbildet. Neben den klassischen Symptomen zeigen sich möglicherweise auch solche, die man vielleicht nicht auf den ersten Blick mit COVID-19 in Verbindung bringt, wie Durchfall und Erbrechen oder Geruchsverlust, der mehrere Wochen anhalten kann. Insofern ist es wichtig, deinen Körper genau zu beobachten und ganzheitlich Symptome zu registrieren, die ungewöhnlich erscheinen oder mit keiner anderen Ursache in Verbindung zu stehen scheinen.

Wie du siehst, können die Symptome sehr vielseitig und unspezifisch sein. Nicht umsonst denken wir mittlerweile bei einem einfachen Schnupfen zuerst an COVID-19. Deshalb ist es absolut sinnvoll, frühzeitig, d.h. beim Auftreten erster Signale, einen Schnelltest durchzuführen, um dich und deine Mitmenschen zu schützen.

Was tun bei COVID-19?
Das Internet ist voll von wilden Theorien und Methoden, um die Symptome im Falle einer Ansteckung einzudämmen bzw. schnell wieder fit zu werden. Wie immer sind auch hier teilweise naja nennen wir es spektakuläre Ansätze mit dabei. Deshalb schauen wir uns jetzt einmal an, welche Maßnahmen wirklich sinnvoll sind und wie du dich am besten verhalten solltest.

Erstmal ist eine zeitweise Selbstisolation wichtig, um deine Mitmenschen zu schützen. Eine leichte Erkrankung kann ambulant zuhause auskuriert werden. Und wie bei vielen Erkrankungen, in denen das Immunsystem in den Kampf zieht, braucht der Körper viel Ruhe und Schlaf, um Kräfte zu sammeln. Sollte es dir schlechter gehen, kontaktiere umgehend deinen Arzt (das geht auch telefonisch), um sicherzustellen, dass du gut versorgt bist und dein Zustand nicht kritisch zu werden droht.

Je nach deinen persönlichen Risikofaktoren kann eine Thromboseprophylaxe sinnvoll sein, solltest du länger liegen müssen. Auch hier klärt dein Arzt mit dir, welche Medikamente du gegebenenfalls benötigst. Würden wir an COVID-19 erkranken, würden wir unser Bestes tun, um unser Immunsystem zu unterstützen. Vitamin C, Vitamin D und Zink-Präparate helfen hier weiter. Die genaue Verordnung bitte mit deinem Arzt absprechen.

Und vorbeugend? Die allgemeinen Schutzmaßnahmen sollten mittlerweile bestens bekannt sein, deshalb ersparen wir dir hier eine nochmalige Auflistung. Fakt ist: Ja, sie können nervig sein, ABER sie können Leben retten (und tun es auch) und vor einer Ansteckung schützen.

PS: Bei einer vorbeugenden Impfung bekommst du keine Mikrochips implantiert.

GEFAHR IM VERZUG

112 BEI COVID-19 ...

... bei einer rapiden Verschlechterung deines Zustands mit zunehmender Atemnot, umgehend Hilfe anfordern und den Rettungsdienst oder ärztlichen Notdienst alarmieren. Gegebenenfalls ist eine stationär intensivierte Behandlung erforderlich.

WENN DIR ALLERGIEN DIE LUFT RAUBEN

Das Thema allergische Reaktionen ist eine Welt für sich. Viele von uns kennen ihre Auswirkungen, wissen jedoch wenig über die Prozesse, die dabei im Körper ablaufen. Wir stellen dir in diesem Kapitel Allergien vor, die vor allem die Atemwege betreffen. In diesem Zusammenhang bekommst du auch noch einmal einen wichtigen Crashkurs zum Thema anaphylaktischer Schock von uns.

Also, was sind Allergien nun eigentlich? Sie treten immer dann auf, wenn das Immunsystem überschießend auf normalerweise harmlose Stoffe (wie zum Beispiel Pollen) reagiert. Das kann sich an Haut, Atemwegen, im Magen-Darm-Trakt oder im Herz-Kreislaufsystem zeigen.

Die Medizin unterscheidet dabei vier verschiedene allergische Reaktionstypen mit den fantasievollen Namen Typ I, II, III und IV. Sie sind alle durch bestimmte Charakteristika gekennzeichnet wie dem Zeitpunkt der Reaktion nach Kontakt mit dem Allergen oder dem ursächlichen Auslöser. Allergische Reaktionen können innerhalb weniger Sekunden bis Minuten, nach wenigen Stunden oder aber auch nach mehreren Tagen bis Wochen auftreten.

Die Typ-I-Reaktion

Besonders, wenn im Frühling die Pollen anfangen zu fliegen, haben wir direkt die Nase voll. Auch Nahrungsmittelallergien sind klassische Vertreter der Typ-I-Gruppe. Nach dem Erstkontakt mit dem Allergen kommt es zu einer Sensibilisierung im Körper. Das heißt, dein Immunsystem identifiziert die eigentlich harmlosen Antigene von Pollen und speichert sie als gefährlich ab. Du bildest Antikörper für den Fall, dass du diese bösen Pollen nochmal einatmest und siehe da: Das Fenster steht offen, du saugst Frühlingsluft in deine Lungen und es kommt zur klassischen Reaktion – deine Augen tränen, deine Nase läuft, eventuell juckt auch deine Haut. Eine Reaktion, die dich von nun an jedes Mal ereilen wird, wenn du auf diejenigen Pollenantigene triffst, gegen die dein Körper Antikörper entwickelt hat.

Achtung, manchmal kann es zu lebensbedrohlichen Reaktionen kommen: Der Klassiker ist eine Nussallergie. Bei einer verstärkten Immunreaktion drohen Luftnot und ein rasant abfallender Kreislauf – die berühmt-berüchtigte anaphylaktische Reaktion. Diese kann so stark ausfallen, dass Patienten gar keine Luft mehr bekommen und der Kreislauf so tief absinkt, dass sie reanimiert werden müssen.

Wir gehen jetzt mal nicht davon aus, dass du einen Herz-Kreislauf-Stillstand erleidest, sondern einfach Bauchschmerzen und Übelkeit hast, falls du allergisch auf Nüsse reagierst, oder einen Schnupfen bekommst, falls du mit einer Pollenallergie zu kämpfen hast. Möchtest du definitiv Klarheit darüber haben, was dein Thema ist, führt der Weg besser nicht zu Google, sondern zu deinem Arzt, der vermutlich einen Prick-Test mit dir durchführen wird. Piks-Test würde eigentlich ebenso gut passen: Auf markierte Areale auf deinem Arm werden verschiedene Trägerlösungen getropft, die allergische Reaktionen auslösen können. Dann folgt ein kleiner Nadelpiks. Nach 20 Minuten startet die Auswertung: Treten Quaddel (kleine Schwellungen wie beim Mückenstich) oder Rötungen auf? Oder passiert gar nichts? Je nachdem, ob und wie stark eine Reaktion sichtbar wird, ist das ein Zeichen für eine vorhandene und gegebenenfalls starke Reaktion deines Körpers auf den entsprechenden Auslöser. Damit kommst du der Frage auf die Spur, gegen was du konkret allergisch bist.

Was du jetzt tun kannst? Natürlich hängt das ganz von der Allergie und der Reaktionsstärke ab. Bei einer Pollenallergie ist es natürlich nicht ganz einfach, das Haus sechs Monate lang nicht zu verlassen und die Fenster geschlossen zu halten (bitte nicht machen). Besteht dagegen eine Allergie gegen Nüsse, ist es einfach und clever, diese künftig wegzulassen. Denn: Wo kein Auslöser, da keine Reaktion.

Antihistaminika dämmen eine allergische Pollenreaktion ein. So kommst du deutlich entspannter durch den Sommer. Bei schwereren Reaktionen greifen Glucocorticoide, die die Immunantwort des Körpers deutlich reduzieren. Bei einer drohenden Anaphylaxie mit Kreislaufschock und Atemnot setzt die Notfalltherapie Infusionen ein oder einen Adrenalin-Autoinjektor: Diesen bekommen Patienten mit bekannt starken Reaktionen im Vorfeld an die Hand. So können sie sich im Notfall das Medikament selbst verabreichen. Bei bestehender Atemnot durch zuschwellende Atemwege hilft außerdem ein Asthmaspray. In jedem Fall gilt: Konsultiere deinen Arzt, um Risiken zu vermeiden und bestens auf die nächste Reaktion vorbereitet zu sein.

Die Typ-II-Reaktion

Diese Variante wird auch zytotoxische Reaktion genannt. Fieser Name und ist auch fies: Hierbei kommt es während der Immunreaktion zur Zerstörung körpereigener Zellen. Die allergische Reaktion kann bereits nach wenigen Minuten, aber auch erst nach mehreren Stunden auftreten. Häufige Auslöser sind unter anderem Medikamente oder auch Bluttransfusionen: Werden die roten Blutkörperchen angegriffen, kommt es zu Anämie, also Blutarmut. Werden Zellen des Immunsystems angegriffen, steigt die Anfälligkeit für Infekte und es folgen Fieberreaktionen. Die Therapie liegt auf der Hand: Auslöser absetzen und die entstandenen Krankheitssymptome gezielt behandeln.

Die Typ-III-Reaktion

Hierbei kommt es nach Erstkontakt mit einem Antigen zur Bildung von ganz spezifischen Antikörpern, die in der Lage sind, eine Immunkaskade auszulösen, die eine heftige Entzündungsreaktion nach sich zieht. Die Reaktion tritt meist erst nach einigen Stunden auf. Achtung, komplizierter Begriff: Bekanntes Phänomen ist hier die exogen-allergische Alveolitis, nach Kontakt mit Vögeln, Bakterien oder Schimmelpilzen. Dabei kommt es zu einer Lungenreaktion, die mit Husten, Atemnot und grippalen Symptomen einhergehen kann. Auch hier gilt: Auslöser sofort meiden sowie eine medikamentöse Therapie unter ärztlicher Aufsicht starten.

Die Typ-IV-Reaktion

Bei der Typ-IV-Reaktion werden als einziger allergischer Reaktion keine Antikörper gebildet. Unangenehm kann sie trotzdem sein. Uns ist sie bestens bekannt, denn im Klinikalltag sind viele Mitarbeiter davon betroffen. Am häufigsten in Form des allergischen Kontaktekzems, bei dem die Hände nach Kontakt mit Handschuhen oder Desinfektionsmitteln mit der Zeit reagieren und immer stärker gereizt werden. Das allergische Kontaktekzem macht in etwa zehn Prozent der Berufskrankheiten aus!

Weitere Auslöser einer Typ-IV-Reaktion sind häufig Nickel, Duftstoffe oder Kosmetika. Die Erfahrung hast du vielleicht selbst schon einmal gemacht. An der Kontaktstelle, beispielsweise den Händen oder im Gesicht, kommt es zu einer Rötung mit Juckreiz sowie einer späteren Hautschuppung. Existenziell fällt der Reaktionstyp in Form einer Organabstoßung aus. Da die Reaktionszeit bei dieser Variante verzögert ist, kann das Spenderorgan leider auch im weiteren Zeitverlauf noch abgestoßen werden.

Jonas: Uff, das war jetzt aber ganz schön viel Input

Wichard: Ja, COVID-19 und Allergien sind beides superkomplexe und vielseitige Themen.

Jonas: Wie geht's weiter?

Wichard: Jetzt kommen mindestens genauso wichtige Themen, die viele Menschen betreffen, nämlich Asthma bronchiale, COPD und die Folgen des Rauchens.

ATEMWEGSALARM: ASTHMA BRONCHIALE

Würde man Asthma in einem Satz beschreiben wollen, würde dieser vermutlich so klingen: Das Asthma bronchiale ist eine chronisch-entzündliche Erkrankungen der Atemwege, bei der es durch ein hyperreagibles Bronchialsystem zu einer reversiblen Obstruktion der Atemwege kommt, wodurch Luftnot und Atemschwierigkeiten entstehen können. Alles klar, oder? Wenn du bis zu diesem Kapitel gelesen hast, bist du eigentlich schon Experte der Medizin, aber trotzdem werden wir ein wenig aufschlüsseln, was beim Asthma eigentlich passiert:

Bereits kleine Auslöser, wie körperliche Anstrengung, Stress, Pollen oder Schimmelpilze können zu einer sensiblen Reaktion der Atemwege führen. Die Bronchien verengen sich (Bronchospasmus), in der Schleimhaut tritt eine entzündliche Schwellung auf (Ödem) und die Bronchialwände werden im weiteren Verlauf „umgebaut", d.h. sie bilden dickere Muskelschichten aus. Das alles verengt die Atemwege zunehmend. Außerdem kommt es zu einer vermehrten Produktion zähen Schleims, welcher das Abhusten und Atmen weiter erschwert. Die Folge ist klar: Die Patienten leiden unter teilweise starker bis lebensbedrohlicher Luftnot und Husten.

Wie entsteht Asthma?
Risikofaktoren gibt es so einige: unsere Gene, erhöhtes Körpergewicht, psychischer Stress aber auch exogene Auslöser, die von außen wirken, wie Allergene (Pollen, Schimmelpilze usw.), Infektionen und besonders das Rauchen (wer hätte das gedacht) sowie einige Medikamente.

Besonders die Tabakexposition im Kindesalter spielt eine wichtige Rolle. Also, liebe Eltern, Finger weg von Zigaretten & Co. Und welche Faktoren können bei bestehender Krankheit einen Asthmaanfall auslösen und sind daher zu meiden? Hierzu zählen kalte Luft und körperliche Anstrengung, beißende Laborgerüche oder Lösungsmittel, sowie (natürlich) Tabakrauch. Aber auch Allergien, Infektionen und Medikamente.

Ich muss manchmal husten, ist das Asthma?
Nicht jeder Husten ist gleich Asthma. Doch wie immer diagnostizierst du bitte nicht selbst, sondern gehst in solchen Fällen zum Arzt. Denn Asthmaanfälle können teilweise tatsächlich lebensbedrohlich sein. Dein Hausarzt wird Risikofaktoren abchecken, die bei dir wirken können, gegebenenfalls auch Blut abnehmen, um Entzündungsmarker und Immunzellen zu überprüfen und für gewöhnlich einen Prick-Test durchführen (kennst du bereits), um auslösende Allergene zu identifizieren. Er testet dein Lungenvolumen und setzt Medikamente ein, die deine Atemwege wieder öffnen sollen. Funktioniert dies, ist das ein starker Hinweis auf Asthma. Denn: Wie wir oben erklärt haben, ist die Verengung der Atemwege reversibel. Lässt sich also an diesem Zustand „drehen", liegt Asthma im Bereich des Möglichen (im Vergleich zum Beispiel zu anderen Atemwegserkrankungen, doch dazu später). Das soll erst einmal als wichtigster Ausschnitt der Diagnostik genügen.

Und was hilft nun?
Je nach Schwere der Erkrankung therapiert man quasi nach dem Stufensystem. In leichteren Fällen helfen die bekannten Asthmasprays. Diese enthalten einen kurzwirksamen Wirkstoff, der die Bronchien entspannen soll, damit sie sich wieder öffnen

GEFAHR IM VERZUG

ASTHMA AKUT – WAS JETZT?

Je nach Stärke des Anfalls reichen die Symptome von einer erhöhten Atem- und Herzfrequenz bis zu so starker Luftnot, dass zusätzlich auch das Sprechen beeinträchtigt ist. Bei einem lebensbedrohlichen Asthmaanfall kann es zum Phänomen der „Silent Lung“ kommen: In der Lunge ist kein Atemgeräusch mehr feststellbar. Das ist eine absolute Notfallsituation. Jetzt zählt jede Sekunde, d.h. schnellstmöglich den Rettungsdienst rufen. Bei leichteren Notfällen gibt es Maßnahmen, die du selbst anwenden kannst, um vor Ort Erste Hilfe zu leisten:

- Bring den Patienten in eine aufrechte Sitzposition.
- Animiere ihn, die sogenannte Lippenbremse anzuwenden, d.h. durch die locker aufeinander liegenden Lippen auszuatmen, wodurch die Bronchien gedehnt werden.
- Lockere beengende Kleidung.
- Öffne das Fenster, jedoch nicht, wenn es draußen sehr kalt ist. Sehr kalte Luft könnte den Anfall verstärken.
- Verabreiche, so vorhanden, Asthmasprays, die der Patient im Idealfall bei sich trägt.

Der eintreffende Rettungsdienst wird einen intravenösen Zugang zur Verabreichung weiterer Medikamente legen, den Patienten gegebenenfalls intubieren, um ihn zu beatmen und ihn im Akutfall intensivmedizinisch einweisen.

Für Patienten gilt: Notfallmedikamente immer zu Hand haben!

und die Atmung einfacher fällt. Glucocorticoide können die Therapie als vorbeugende Langzeitmaßnahme ergänzen: Sie werden eingeatmet, damit sie möglichst nur in der Lunge wirken. Dort sollen sie die Entzündung und damit die negative Veränderung der Lungenschleimhäute eindämmen.

In schwereren Fällen helfen intensiv wirkende Medikamente, die du in jedem Fall von deinem Arzt empfohlen und verordnet bekommst, solltest du an akutem und chronischem Asthma leiden.

WENN DIE LUNGE LEIDET: COPD

Wir sind uns einig, dass die Lunge eine wichtige Rolle einnimmt, wenn es darum geht, dein Blut mit Sauerstoff zu versorgen. Bei der chronisch obstruktiven Lungenerkrankung (COPD) ist genau dieser lebenswichtige Gasaustausch eingeschränkt. Doch wieso? Das schauen wir uns jetzt genauer an. Du bist ja bereits Asthma-Experte und weißt, dass es dabei zu einer reversiblen Verengung (Obstruktion) der Atemwege kommt.

Anders ist es bei der COPD, denn hier ist diese Obstruktion chronisch. Heißt, sobald die kleinen Bronchien erst einmal verengt sind, bekommen wir sie auch mit erweiternden Medikamenten nicht mehr in ihren Ursprungszustand zurückversetzt. Gar nicht gut also.

Gleichzeitig liegt eine chronische Bronchitis vor, was die Atmung zusätzlich erschwert. Zuletzt sind auch die Alveolen, die Lungenbläschen, betroffen: Die letzten Abschnitte der winzigen Atemwege in der Lunge überblähen, die Alveolen werden zerstört und der überlebenswichtige Gasaustausch kann nicht mehr stattfinden (Lungenemphysem).

Und wie entsteht das Ganze nun überhaupt? Die wichtigste Ursache lautet: Schadstoffbelastung durch Rauchen. Tatsächlich erkranken fast ausschließlich Raucher an COPD. Dabei ist es egal, ob Tabak oder Cannabis im Spiel sind oder ob es sich um Passivrauchen handelt. Daneben gibt es aber auch noch weitere Einflussfaktoren, die eine COPD begünstigen: wiederkehrende Atemwegsinfekte, Luftverschmutzung sowie genetische Faktoren.

Wie zeigt sich die COPD?

Die Symptome sind relativ klar: Husten mit Auswurf, Atemnot in Belastungsphasen, später auch in Ruhephasen. Im fortgeschrittenen Stadium zeigen sich die Folgen des chronischen Sauerstoffmangels. Anfangs mit einer Blaufärbung von Lippen und Fingerkuppen. Mit der Zeit treten Phänomene wie Uhrglasnägel und Trommelschlägelfinger auf. Das kannst du dir wie vergrößerte Endglieder an den Fingern mit ganz großen Nägeln vorstellen. Auch das Herz leidet, denn durch eine stark beeinträchtigte Lungenfunktion kommt es zu Veränderungen in den Gefäßen, was wiederum die Herztätigkeit bis zur Rechtsherzinsuffizienz einschränken kann

Asthma oder COPD?

Für alle Atemwegs-Checker kommen nun noch einmal die wichtigsten Unterscheidungsmerkmale auf einen Blick.

- Erstdiagnose: Beim Asthma bronchiale erfolgt die Diagnose meist im Kinder- und Jugendalter. Bei der COPD hingegen im erhöhten Alter.

- Ursache: Asthma hat seine Ursachen meist in genetischen Dispositionen und Allergien. Bei der COPD ist in den allermeisten Fällen das langjährige Rauchen schuld.

- Symptome: Asthma tritt meist anfallsartig und reversibel auf und zeigt auch symptomfreie Intervalle. Die COPD verläuft irreversibel und chronisch progredient. Wird also mit der Zeit immer schlechter, ohne dass man medizinisch eine deutliche Besserung erzielen könnte.

Das sollte dir erstmal helfen, falls du Sorge hast, dass dein Kind unter COPD leidet oder du nochmal Gewissheit haben wolltest, dass Rauchen wirklich nicht gesund ist.

DIAGNOSE COPD – WAS TUN?

- Der wichtigste Punkt, um eine Verschlechterung zu vermeiden, lautet: Höre mit dem Rauchen auf. Beziehungsweise meide auch Passivrauchen oder eben Schadstoffe, die für die COPD ursächlich sein können.
- Halte dich mit Sport und Bewegungsmaßnahmen körperlich fit, um die reduzierte Leistung der Lunge zu kompensieren und belastbarer zu werden.
- Nutze spezielle Inhalationen und Atemtechniken.
- Lasse dich gegen Influenza-Viren und Pneumokokken impfen, um mögliche zusätzliche Belastungen der Atemwege geringzuhalten.
- Zuletzt gibt es noch eine Reihe von Medikamenten, die je nach Stadium verordnet werden. Sie haben die Funktion, die Entzündung in den Bronchien zu lindern und die Atemwege wieder aufzuweiten.
- Wenn Patienten kaum noch suffizient atmen können, kommt eine dauerhafte Sauerstofftherapie von mindestens 16 Stunden täglich zum Einsatz. Über eine Nasenbrille wird Sauerstoff zugeführt.

RAUCHEN – TUT AM ENDE MEIST WEH

Nicht nur das Beispiel COPD zeigt: Rauchen ist in der Tat nicht das Beste, das du deinem Körper zuteilwerden lassen kannst. Nikotinabhängigkeit ist die häufigste Suchterkrankung in Deutschland. Die Zahlen sind erschreckend, denn etwa 30 Prozent der Deutschen rauchen. Wohlwissend, dass im Tabakrauch zahlreiche Giftstoffe enthalten sind, nehmen Millionen von Menschen die Risiken von Folgeerkrankungen in Kauf. Die schauen wir uns gleich einmal an. Nur mal als Vorwarnung: Das Bronchialkarzinom ist nur die Spitze des Eisbergs.

Aber erstmal noch ein interessanter Punkt, oder zumindest ein bedenkenswerter: Falls du Nichtraucher bist, findest du es auch unangenehm draußen im Café neben Rauchern zu sitzen? Wir irgendwie schon. Und es ist auch nicht ganz ungefährlich. Jährlich sterben über 100.000 Menschen an den Folgen des Rauchens. Okay, denkst du dir, bewusstes Risiko. Was viele nicht wissen, ist, dass alleine 3.000 Menschen jährlich an den Folgen des Passivrauchens sterben! Da denken wir gleich einmal an Familien und kleine Kinder, die keine Chance haben, diesem Risiko zu entgehen, wenn ihre Eltern an der Zigarette hängen. Unser Appell ist wahrscheinlich laut und deutlich zu hören. Dabei wäre Rauchen übrigens diejenige Todesursache, die sich am einfachsten vermeiden ließe. Und das ist doch die gute Nachricht dabei. Es geht auch anders.

Warum greifen so viele zu Zigarette & Co.

Das Codewort heißt Nikotin. Das ist der gemeine Stoff, der in deinem Körper wie ein Medikament wirkt und zu einer Serotonin- und Dopaminausschüttung führt. Die Folge: Du fühlst dich happy und brauchst immer mehr von diesem Zeug, das dich glücklich macht. Dopamin ist unser Belohnungs-Neurotransmitter, den man immer wieder haben möchte. Ihn gibt es bei einem Stück Schokolade, beim Sex oder Rauchen.

Wir empfehlen dir als Mediziner und auch privat, lieber die ersten beiden Auslöser zu nutzen. Sie haben deutlich weniger gesundheitsschädliche Nebenwirkungen, wie du gleich noch sehen wirst. Denn jetzt kommen wir zu einem schmerzhaften Punkt: Wäre Rauchen „nur" ein Süchtigmacher, wäre es ja noch nicht so schlimm.

Im Tabak warten aber noch körperschädliche Substanzen wie Benzol, Cadmium oder Kohlenmonoxid auf dich sowie weitere Schadstoffe, die nicht nur giftig sind, sondern auch die Entstehung von Krebs begünstigen können. Nur damit du es noch einmal plastisch vor Augen hast, falls du von Zigaretten nicht lassen kannst oder willst: Benzol ist der Stoff, der auch in Autobenzin enthalten ist. Cadmium ist ein Schwermetall, das hochdosiert zu Niereninsuffizienz, Osteoporose und Lungenkarzinomen führen kann und bei Kohlenmonoxid handelt es sich um ein toxisches Gas. Du siehst, wir tun (fast) alles, um dir den Appetit aufs Rauchen so richtig zu verderben.

Rauchen und was danach kommen kann

Wir könnten hier jetzt eine Liste erstellen, die vermutlich über mehrere Seiten ginge. Das aber wäre ein anderes Buch. Wir versuchen daher die Folgen des Rauchens etwas abzuspecken und wichtige, repräsentative Beispiele zu nennen.

- Lungenerkrankungen: Hier ist insbesondere COPD zu nennen (kennst du bereits). Außerdem erhöht Rauchen das Risiko für weitere Atemwegserkrankungen wie Bronchitis, Lungenentzündungen und Tuberkulose.

- Krebserkrankungen: Der Klassiker ist Lungenkrebs. Das weiß heutzutage jeder. Allerdings hängen auch viele andere Krebserkrankungen mit dem Rauchen zusammen: Mund, Speiseröhre, Bauchspeicheldrüse, Blase, Brust, Gebärmutterhals, Prostata, Blut und und und ... Es ist wirklich traurig. Die Schadstoffe, die beim Rauchen aufgenommen werden, gelangen ins Blut und über diesem Weg in den gesamten Körper. Dort wird gewütet: Gene mutieren, Schutzfunktionen werden deaktiviert und das unkontrollierte Wachstum von Zellen wird gefördert. Die Folge: Krebs.

- Herz-Kreislauf--Erkrankungen: Ach du meine Güte, wo sollen wir hier anfangen? Angefangen mit deinen Herzkranzgefäßen, die in Form der koronaren Herzerkrankung das Herz immer schlechter mit Blut versorgen können, bis hin zu Schlaganfällen, Verschlüssen von Beinarterien, erektiler Dysfunktion oder Bluthochdruck ist alles mit dabei. Das Rauchen von nur zehn Zigaretten täglich erhöht bei Männern das Risiko an einer Herz-Kreislauf-Erkrankung zu sterben um 20 Prozent, bei Frauen sogar um 30 Prozent.

Du siehst die Fülle an Negativbeispielen ist überwältigend. Solltest du jetzt tatsächlich darüber nachdenken, auszusteigen, sagen wir erst einmal: Große Klasse und Hut ab! Das ist ein toller erster Schritt. Bitte zögere nicht, dir dafür professionelle Hilfe zu suchen.

Darüber hinaus kann Rauchen Stoffwechselerkrankungen wie Diabetes begünstigen sowie allgemein das Infektionsrisiko erhöhen. Möglicherweise auftretende Scham, es alleine nicht zu schaffen, ist also völlig fehl am Platz. Dieses Gefühl kannst du getrost wieder über Bord werfen. Vergiss nicht, es geht vielen wie dir.

Es ist sicher klug, sich professionelle Hilfe für einen Entzug zu suchen. Rauchen ist eine Suchterkrankung. Besonders nach langjährigem Konsum ist es extrem schwierig, davon wieder wegzukommen.

Damit hast du deinen Parcours durch die Atemwege geschafft. Glückwunsch! Außerdem bist du jetzt offizieller COVID-19-Experte und kannst dich in Social-Media-Kanälen auch so betiteln (natürlich nur ein kleiner Spaß).

KAPITEL 4

Schatz, ich sterbe!

Warum Männergrippe eine ernstzunehmende Erkrankung ist

Jonas: Also, dieses Kapitel alleine hätte mich schon überzeugt, das Buch hier zu schreiben.

Wichard: Wieso das? So einfach?

Jonas: Klar. Endlich können wir eine Lanze für uns Männer brechen. Die gemeine Männergrippe ist keine Erfindung, sie existiert wirklich. Das habe ich nicht nur am eigenen Leib erfahren, das ist wissenschaftlich belegt. Mit knallharten Fakten. An dieser Stelle schöne Grüße an den geschätzten kanadischen Kollegen, der dazu geforscht hat. Er ist mein heimliches Vorbild.

Wichard: An der Existenz der Männergrippe habe ich sowieso noch nie gezweifelt, mein Umfeld aber schon.

Jonas: Kenne ich. Eigentlich unfair, wir hinterfragen die Schmerzen bei einer Geburt ja auch nicht.

Wichard: Dann lass uns mal ein paar Argumente für die Geschlechter-Diskussion zwischen Taschentüchern und Fieberthermometer liefern. Der nächste Grippeschub kommt bestimmt.

Es stimmt. Männergrippe ist kein Mythos. Auch keine Erfindung des männlichen Teils der Bevölkerung, um einfach mal ein paar Tage leiden zu dürfen. Aber bevor wir das Thema genauer unter die Lupe nehmen, müssen wir erstmal klären, was hinter einer Grippe genau steckt. Dabei wird es sich nicht vermeiden lassen, direkt eine weitere Illusion zu zerstören. Die meisten unserer Leser hatten noch nie eine richtige Grippe. Wie bitte?

Wahrscheinlich verdrehst du jetzt die Augen. Halsschmerzen, Abgeschlagenheit, Gliederschmerzen und Fieber in Kombination mit zwei bis drei Tagen Bettruhe kennt doch jeder. Vielleicht begegnen dir diese Symptome vor allem im Herbst und Winter, in der kalten Jahreszeit herrscht in dieser Hinsicht Hochkonjunktur. Trotzdem bleiben wir dabei: Höchstwahrscheinlich hattest du keine echte Grippe. Aber was dann?

GRIPPE VERSUS GRIPPALEN INFEKT

Du lagst mit der Grippe nicht vollkommen daneben, immerhin kommt das Wort im „grippalen Infekt" auch vor. Allerdings handelt es sich dabei eher um eine Erkältung als um eine Influenza-Erkrankung. Influ ... was? Was hat Grippe denn mit Instagram, TikTok und Co. zu tun?

O.k., jetzt mal medizinisch ernst: Die Influenza-Erkrankung wird vom Influenza-Virus verursacht und bezeichnet das, was wir umgangssprachlich Grippe nennen. Der grippale Infekt wird meistens zwar auch von einem Virus verursacht, allerdings von einem breiteren Spektrum an Erkältungsviren, wie zum Beispiel den Rhinoviren. Merk dir diesen Punkt schon mal, das wird später im Kapitel noch wichtig, wenn es darum geht, dass Antibiotika in dem Fall meist nicht das Allheilmittel sind.

Und damit zu den Symptomen: Diese sind bei beiden Erkrankungen auf den ersten Blick sehr ähnlich, allerdings nicht auf den zweiten. Bestes Beispiel ist der Start der Erkrankung. Du wachst morgens mit einem leichten Kratzen im Hals auf. Mittags ist dann auch die Nase zu und abends sagst du deine Verabredung ab, weil du dich einfach zu schlapp fühlst. Am nächsten Tag kommen Kopfschmerzen, ein verschleimter Hals und leicht erhöhte Temperatur dazu. Du meldest dich krank, bleibst zwei Tage im Bett, trinkst viel Tee, schläfst mehr als sonst und fühlst dich nach einer kompletten Staffel deiner Lieblingsserie bei Netflix wieder besser. Nach sieben Tagen ist der Spuk wieder vorbei.

Die medizinische Weisheit, die man dazu quasi mit der Muttermilch aufsaugt, lautet: „Eine Erkältung kommt drei Tage, bleibt drei Tage und geht drei Tage." Zwanzig Jahre später weiß man dann: Da ist was dran.

Wichard: O.k., das war jetzt das Programm für Weicheier. Eine richtige Influenza kann dagegen deutlich hartnäckiger sein.

Jonas: Stimmt, ich erinnere mich noch gut an mein zweites Semester.

Ich war gerade mitten in einer Hospitation beim Hausarzt, als ein Patient dick eingepackt das Sprechzimmer betrat und den Anschein machte, beim nächsten Schritt gleich zusammenzusacken. Der Virusnachweis war eindeutig: Influenza. Eine längere Krankschreibung folgte auf den Fuß.

Du siehst also, eine echte Grippe kann dich länger und heftiger außer Gefecht setzen, Höchstleistungen sind hier erstmal nicht drin. Damit du beim nächsten Mal weißt, worauf du dich einstellen musst, verraten wir dir jetzt die Symptome, bei denen du hellhörig werden solltest. Quasi die Red Flags für Influenza:

Eine echte Grippe kommt nicht schleichend wie eine Erkältung daher, sondern schnell und plötzlich. Fieber über 39 Grad Celsius innerhalb von wenigen Stunden nach einem ersten Gefühl von Abgeschlagenheit ist keine Seltenheit. Eine Kurve, die ein grippaler Infekt in der Regel nicht nimmt. Eine gute Nachricht für alle

Influenza-Patienten gibt es immerhin: Schnupfen und Halsschmerzen sind eher selten. Dafür ist trockener Reizhusten oft an der Tagesordnung. Dazu heftigere Glieder-, Muskel- und auch Kopfschmerzen. In der Folge entkräften die Patienten schnell. Sie würden also eher nicht die komplette Staffel ihrer Lieblingsserie bei Netflix gucken. Dieser schwerere Verlauf einer Influenza kommt allerdings nur bei ungefähr 20 Prozent der infizierten Menschen vor.

In jedem Fall ist ein Besuch beim Hausarzt definitiv empfehlenswert, um einen Erregernachweis abzunehmen und eine medikamentöse Behandlung der gegebenenfalls heftigeren Beschwerden einzuleiten. Bei einem positiven Erregernachweis stellt sich dann auch heraus, welches Influenza-Virus den Körper gerade bevölkert und das Immunsystem herausfordert: A, B oder C. Die A-Virusvariante ist besonders gemein, B und C führen zu eher milden Krankheitsverläufen.

In Deutschland kommt es vor allem zum Jahreswechsel in den Wintermonaten zu Grippewellen. Durch die Kontaktbeschränkungen und Hygiene-Regeln der Corona-Pandemie ist die Grippewelle im Januar 2021 und 2022 allerdings vergleichsweise harmlos ausgefallen, also eher ruhiges Wasser statt Tsunami. Da Influenza ähnlich wie Corona hauptsächlich durch Tröpfcheninfektion übertragen wird – trockener Reizhusten ist dabei der beste Freund des Virus –, ist der Rückgang der Zahlen leicht zu erklären. Wir alle tragen vermehrt Maske und desinfizieren uns regelmäßig die Hände.

Übrigens, die Influenza hat das Weltgeschehen in der Vergangenheit schon gravierend beeinflusst. Sagt dir die Spanische Grippe etwas? Das war die letzte große globale Pandemie, bei der ein Subtyp des Influenza-Virus zwischen 1918 und 1920 zwischen 20 und 50 Millionen Todesopfer gefordert hat. Während ich diesen Satz schreibe, merke ich wieder, wie dankbar ich bin, im 21. Jahrhundert zu leben und Teil der modernen Medizin zu sein. Damals gab es nämlich noch keine Impfung gegen dieses fiese Virus.

Warum Antibiotika nicht das Allheilmittel sind

In Deutschland werden immer noch zu viele Antibiotika zu schnell verschrieben. Lasst uns mal einen kleinen Abstecher in die Medikamentenkunde machen.

Was ist ein Antibiotikum überhaupt? Antibiotika sind Substanzen, die einen hemmenden Einfluss auf den Stoffwechsel von Bakterien haben und so deren Fortpflanzung unterbinden oder ihr Weiterleben verhindern. Wenn du den letzten Abschnitt aufmerksam gelesen hast, wirst du die nächste Frage relativ schnell beantworten können, sogar ohne dafür etliche Stunden in Pharmakologie-Vorlesungen gesessen zu haben. Das haben wir schon für dich gemacht.

Warum brauchst du sowohl beim grippalen Infekt als auch bei der echten Grippe in der Regel kein Antibiotikum? Richtig, weil die Erkrankungen mit dem Wort „Grippe" im Namen fast ausschließlich von Viren verursacht werden. Dieses Wissen kann bei einem zukünftigen Arztbesuch einen wichtigen Unterschied machen, sollte also zu den zehn wichtigsten Learnings gehören, die du aus unserem Buch mitnimmst. Ein unnötig gegebenes Antibiotikum ist nämlich nicht nur eine extra Pille, die du runterkriegen musst, sondern kann unangenehme Konsequenzen nach sich ziehen: Unerwünschte Resistenzbildungen bei Bakterien, die bereits im Körper leben, was wiederum eine Verschlimmerung des Verlaufs einer Viruserkrankung durch die weitere Schwächung des Immunsystems bedeuten kann. Bei hartnäckigen viralen Infektionen sollte ein Antibiotikum in manchen Fällen trotzdem gegeben werden, allerdings nicht um das Virus zu bekämpfen, sondern um zu vermeiden, dass sich ein weiterer Keim – in dem Fall ein Bakterium – im Körper gemütlich einrichtet. In diesem Fall sprechen wir medizinisch dann von einer Superinfektion.

Anti-Grippe-Helfer

Wenn nun aber die ganze Bandbreite der Antibiotika nicht gegen die gemeine Grippe hilft, was hilft dann? Beginnen wir ganz vorne, und zwar noch ehe das Virus überhaupt in den Körper kommt. Die Rede ist von der Grippeimpfung, mit der du dich im Vorfeld vor einer Influenza schützen kannst. Seit Corona werden wir alle beim Wort „Impfung“ hellhörig, da wahrscheinlich kein Thema in letzter Zeit intensiver diskutiert wurde.

Da die Grippe ähnlich wie Obst und Gemüse auch Saison hat, wird vor der jährlichen Grippewelle eine erneute Auffrischungsimpfung empfohlen, denn auch das Grippevirus hat seine Tücken. Besonders die Typ-A-Influenza-Stämme neigen dazu, zu mutieren und sich schnell zu verändern. Dadurch bietet der Piks aus dem vergangenen Jahr oft nicht mehr ausreichenden Schutz gegen die neu anrollende Welle von Viren, versteckt in Hustentröpfchen, die in der S-Bahn oder im Supermarkt umherschwirren. Empfohlen wird die Impfung vor allem Menschen über 60 Jahren, Menschen mit chronischem Leiden wie Asthma oder Herz-Kreislauf-Erkrankungen und Schwangeren ab dem vierten Monat – und natürlich auch uns als medizinischem Personal. Doch was, wenn sich das Influenza-Virus doch einmal zwischen Impfschutz und Immunsystem vorbeischleicht und zuschlägt?

Wie immer kannst du selbst einiges tun, damit es dir schnell wieder besser geht und dein Körper die Unterstützung von dir bekommt, die er braucht, um zu gesunden. Das wichtigste Mittel ist also kein hochentwickeltes Medikament, sondern in erster Linie einmal Ruhe. Und zwar eine ganze Menge davon. Dazu ist Flüssigkeit entscheidend, da der Körper besonders durch das hohe Fieber und starkes Schwitzen viel Wasser verliert. Die medikamentöse Behandlung zielt meist auf die Linderung der Symptome, zum Beispiel durch Fiebersenker. Jeder, der einmal Temperaturen jenseits der 39 Grad gespürt hat, wird hier einen guten Wirkstoff zu schätzen wissen. Es gibt allerdings auch direkt wirkende antivirale Medikamente, die bei einer gesicherten schweren Influenza-Erkrankung verschrieben werden können.

Bei der weitaus häufigeren Erkrankung, dem grippalen Infekt oder der Erkältung, sieht der Weg zur Heilung übrigens nicht grundlegend anders aus: fiebersenkende Mittel, Schmerzmittel, schmerzstillende Halsbonbons oder abschwellende Nasensprays kombiniert mit viel Flüssigkeit, und vor allem einem – Ruhe, Ruhe, Ruhe.

WENN DIE ERKÄLTUNG AUFS HERZ SCHLÄGT

Neben Hörsaal und Krankenhaus ist das Fitnessstudio so etwas wie mein drittes Zuhause. Ein bisschen Halskratzen und Abgeschlagenheit sind nervig, jedoch kein Grund den Bizeps nicht weiter wachsen zu lassen, oder? Leider doch. Diese Wahrheit habe ich relativ früh im Studium gelernt. Zum Glück muss ich sagen, das Herz ist nämlich der wichtigere Muskel im Vergleich zum dicken Oberarm. Moment, was hat das Herz jetzt mit Fitnessstudio und Halsschmerzen zu tun? Ganz einfach: Wer den Körper trotz Krankheit durch Sport zu Höchstleistungen zwingt, riskiert eine Herzmuskelentzündung – auf schlau Myokarditis – und damit mindestens sechs Monate komplette Trainingspause. Im besten Fall. Wenn du dich während einer Erkältung schlapp fühlst, geht dein Immunsystem sportlich bereits an seine Grenzen. Bildlich gesprochen befindet es sich in einem mehrtägigen Boxkampf gegen die Viren. Entscheidest du dich in dieser Phase aus falschem Ehrgeiz für ein Workout, hilfst du den Eindringlingen im schlimmsten Fall ein Knock-Out deines Immunsystems anzuzählen. Die Erkältungs- oder Grippeviren breiten sich weiter im Körper aus und können deinen wichtigsten Muskel befallen: das Herz. Was daran besonders schwierig ist: Eine Herzmuskelentzündung bleibt am Anfang oft unerkannt und ist nicht einfach zu diagnostizieren.

Was der Arzt macht

Sollte der Verdacht auf eine Herzmuskelentzündung bestehen, wird dein Arzt einen Ultraschall machen, um die Pumpleistung des Herzens zu überprüfen. Bei einer Myokarditis pumpt das Herz nämlich mit jedem Schlag deutlich weniger Blut aus den Kammern in den Körper. Einer der Gründe, warum du nicht mehr so locker zu Fuß im vierten Stock ankommst. Dazu kann ein EKG Veränderungen wie Herzrhythmusstörungen und dein

Blutbild Entzündungsmarker oder Marker einer Herzschädigung aufzeigen. Allerdings können die letztgenannten Werte auch bei anderen Erkrankungen erhöht sein. Auch im EKG müssen trotz Herzmuskelentzündung nicht zwangsläufig Auffälligkeiten sichtbar werden.

Dein Arzt wird also erstmal einige Puzzlestücke zusammensetzen, um das ganze Bild zu sehen. Dieses Puzzeln ist übrigens einer der Arbeitsabläufe, die uns in der Medizin so faszinieren. Eine komplett gesicherte Diagnose stellt die Entnahme einer Probe aus dem Herzmuskel mit entsprechendem Virusnachweis dar. Aber bevor es so weit kommt, denkst du bei deiner nächsten Erkältung hoffentlich an dieses Kapitel und gönnst deinem Immunsystem lieber noch einen Extratag Pause, um die Viren mit einem ordentlichen rechten Haken k.o. zu setzen. Um dich zu beruhigen – das Muskelgedächtnis und dein Bizeps verzeihen dir auch eine Woche komplett ohne Training. Die sechs Monate Sportpause und Schonzeit, die das Herz benötigt, um die Myokarditis zu überwinden, verzeihen dir dein Bizeps oder Gluteus aber mit ziemlicher Sicherheit nicht.

GEFAHR IM VERZUG

MYOKARDITIS-FRÜHWARNER

Erste Anzeichen, bei denen du hellhörig werden solltest, um eine mögliche Herzmuskelentzündung rechtzeitig zu erkennen und den Arzt aufzusuchen, sind:

- höhere Pulswerte als normal
- stärkere Müdigkeitserscheinungen und Erschöpfung
- Brustschmerzen

MÄNNERGRIPPE: MYTHOS ODER WAHRHEIT?

Kommen wir endlich zu dem Teil des Kapitels, auf den du gewartet hast. Kannst du ruhig zugeben. Das Thema am Anfang anzukündigen und dann erstmal alle Erkrankungen durchzukauen, die das Wort „Grippe" in sich tragen, war gemein. Geben wir zu. Also, was ist die Männergrippe überhaupt und vor allem was steckt medizinisch hinter diese m Mythos?

Wenn wir eine Frau auf der Straße nach einer spontanen Definition fragen würden, bekämen wir wahrscheinlich folgende Antwort: „Das ist, wenn Männer tagelang unter einer kleinen Erkältung leiden, während Frauen bei den gleichen Symptomen ganz normal arbeiten gehen und nebenbei noch den Familienalltag rocken. Für einen kurzen Moment steht der Mann quasi zwischen Leben und Tod und denkt schon darüber nach, sein Testament zu machen, allerdings nur solange, bis der Schnupfen wieder weg ist." Ein Mann würde auf die gleiche Frage wahrscheinlich eher so reagieren: „Niemand, der diese Situation nicht selber schon mal durchgemacht hat, kann sich vorstellen, was für Schmerzen das sind, ungefähr so stelle ich mir eine Geburt vor." Wie meistens im Leben ist die Wahrheit nicht schwarz oder weiß, sondern eher grau – und nach diesem Grau suchen wir jetzt. Lassen wir die Katze aus dem Sack, die Männergrippe gibt es wirklich. Sie ist immunologisch begründet. Mit wissenschaftlichen Fakten untermauert. Um den Prozess dahinter zu verstehen, schauen wir uns das Immun- und Hormonsystem genauer an, denn dort lassen sich geschlechterspezifische Unterschiede finden.

Das Zauberwort heißt Östrogen, zumindest in Bezug auf unseren Männerschnupfen. Männer haben zwar einen höheren Testosteronspiegel, Frauen aber einen höheren Östrogenspiegel – genau das ist bei der Abwehr von Grippe- und Erkältungsviren ein Vorteil. Der höhere Östrogenspiegel unterstützt eine schnelle und effektive spontane Immunantwort des Körpers auf einen neu eingedrungenen Krankheitserreger, während ein hoher Testosteronspiegel hier eher ein Hindernis ist. Östrogene können an den B-Zellen des Immunsystems eine bessere Antikörperreaktion hervorrufen, was den relevanten Unterschied bei der Antikörperproduktion zwischen Männern und Frauen nach einer Grippeimpfung erklären würde, wie es 2014 eine Studie der Stanford University in Kalifornien zeigte. Das weibliche Geschlecht hatte als Folge der Impfung in allen Altersklassen mehr Antikörper gebildet, je höher der Testosteronspiegel der Männer war, desto schlechter fiel die Produktion der Antikörper aus.

Ein weiterer relevanter Unterschied zwischen Mann und Frau, der zum Entstehen der gefährlichen Männergrippe beiträgt, ist die Ausstattung der Zellen mit Chromosomen. Wenn du in Bio aufgepasst hast, weißt du, dass Männer ein X- und ein Y-Chromosom in sich tragen, während Frauen zwei X-Chromosome haben. Genau auf dem X-Chromosom findet sich eine Großzahl derjenigen Gene wieder, die für das Immunsystem relevant sind. Damit haben wir einen weiteren genetischen Nachteil der Männer im Kampf gegen die Viren entdeckt.

Aber es ist nicht nur die Genetik, die den Mann anfälliger macht, oft kommt der Lebensstil dazu. Seien wir mal ehrlich. Männer leben ungesünder, trinken mehr Alkohol, essen mehr Fast Food und nehmen weniger Vorsorgeleistungen in Anspruch. Die Quittung dafür erteilt das Leben selber, denn Frauen haben statistisch gesehen eine höhere Lebenserwartung als Männer. Ausgleichend hat dieser Abschnitt aber zumindest gezeigt, dass die Männergrippe keine Erfindung ist. Verbunden mit der Hoffnung, dass das weibliche Geschlecht darauf in Zukunft Rücksicht nehmen könnte. Uns nicht auszulachen, wäre ja schon einmal ein erster Schritt.

KAPITEL 5

Es wird doch kein Hirntumor sein?!

Kleines Kopfschmerz-Coaching

Jonas: Das Studium macht uns schon ein bisschen zu Hypochondern oder?

Wichard: Wie kommst du da drauf?

Jonas: Ist das bei dir nicht so? Ich hab wirklich superselten Kopfschmerzen, aber wenn ich mal welche bekomme, gehe ich direkt alle Diagnosen im Kopf durch – akute Blutung, Hirntumor, ...

Wichard: O.k., jetzt übertreibst du aber schon etwas. Es gibt gefühlt 200 verschiedene Kopfschmerzarten, ohne dass du direkt vom Schlimmsten ausgehen musst.

Jonas: Ich mach das automatisch, quasi Berufskrankheit. Das kommt davon, wenn man an der Uni 12 Semester lang alles über jede noch so seltene Krankheit lernen muss. Könnte ja klausurrelevant sein.

Wichard: Dann lass uns die Welt mal wieder geraderücken, damit unsere Leser nicht auch direkt vom größten Drama ausgehen müssen. Ich halte mich da an einen meiner Lieblingssätze in der Medizin: Häufig ist häufig und selten ist selten.

Um euch gleich zu Anfang die größte Sorge zu nehmen: 90 Prozent der Kopfschmerzen sind harmlos und keine Vorboten einer schweren Erkrankung, da hat Wichard recht. Trotzdem sind sie ein Thema, das uns im Alltag immer wieder begegnet und ärgert. Überleg mal kurz: Wann hattest du das letzte Mal so richtige Kopfschmerzen? Und vor allem, wie haben sich diese Schmerzen angefühlt? Eher hämmernd, ziehend, pochend oder anfallsartig? Die Art der Schmerzen kann ein guter Hinweis darauf sein, um welche Kopfschmerzart es sich genau handelt. Bereits in meinem ersten Praktikum in einer Arztpraxis hat mir mein Chef zum Abschluss eine Pocket-Card in die Hand gedrückt mit den häufigsten Kopfschmerzarten inklusive Symptomen und Behandlung darauf. Er meinte nur, dass ich ihm im Klinikalltag noch sehr dankbar dafür sein werde – und damit lag er vollkommen richtig.

Damit du bei der nächsten Attacke nicht zwingend auf einen (angehenden) Arzt mit Pocket-Card angewiesen bist, bekommst du von uns jetzt einen Crashkurs, quasi das kleine Einmaleins der Kopfschmerzen.

SPANNUNGSKOPFSCHMERZEN – WILLKOMMEN IM CLUB!

Fangen wir mit der häufigsten Sorte Kopfschmerzen an, die deswegen leider nicht die angenehmste ist. Da mindestens 80 Prozent der europäischen Bevölkerung schon einmal genau so eine Schmerzattacke erlebt haben, kann es gut sein, dass du darunter warst, bist oder sein wirst. Du weißt nicht genau, wie sich Spannungskopfschmerzen anfühlen? Ok, dann gibt es jetzt einen kurzen Symptomcheck:

- Der Schmerz drückt scheinbar von außen auf den Kopf und tritt auf beiden Seiten gleichzeitig auf. Merk dir diesen Punkt schon mal, er wird bei der Migräne noch wichtig.

- Du kannst dir die Schmerzen auch bildlich wie ein Band vorstellen, das zu eng um den Kopf gespannt wird.

- Den Anfang machen oft Schmerzen im Nackenbereich, die sich dann immer weiter kopfwärts ausbreiten. Dieses Gefühl wird schnell als unangenehm und störend wahrgenommen, ein normaler Alltag ist damit aber meistens noch möglich.

Wo kommt das Ganze jetzt her?

Wenn wir das Wort „Spannungskopfschmerzen" einmal genauer unter die Lupe nehmen, liegt darin auch schon die Erklärung: Verspannung! Der Übeltäter sitzt dir also sprichwörtlich im Nacken. Unser Alltag im 21. Jahrhundert steckt voller Herausforderungen und zwar von der Sorte, die sich schnell auf Nacken oder Schulterbereich schlägt. An oberster Stelle steht hier neben Alltagsstress die klassische Fehlhaltung des modernen Homo sapiens. Wir verbringen meist den ganzen Tag am Schreibtisch und checken nach Feierabend schnell noch die neusten Nachrichten, die über Facebook, Instagram & Co. reingekommen sind. Bei all diesen Tätigkeiten halten wir unsere Halswirbelsäule leider oft in einer ungünstigen Position, was wiederum negative Auswirkungen auf die Muskulatur und Bänder im Nacken und Schulterbereich hat. Der sogenannte „Handynacken" entsteht, wenn der Kopf einige Stunden am Tag nach vorne geneigt ist, wodurch der vordere Teil der Muskeln und Bänder im Nacken verkürzt, der hintere Teil dagegen langgezogen wird.

Wer jeden Tag acht Stunden vor dem Bildschirm sitzt, entwickelt ein erhöhtes Risiko für den in der Tat uncharmant klingenden „Geierhals". Der Hals ist dabei dauerhaft nach vorne geneigt, die Schultern sind nach oben gezogen und das Kinn befindet sich deutlich vor der Brust. Diese Bürojob- und auch Uni-Fehlhaltung kann schnell zu hartnäckigen Nackenverspannungen und einer stärkeren Anfälligkeit für Spannungskopfschmerzen führen.

Schlechte Nachricht leider auch für alle Couchpotatoes: Sie haben durch die sofabedingt einseitige Körperhaltung ein höheres Risiko diese Kopfschmerzart zu entwickeln. Allerdings dürfen wir unsere Psyche als Ursache für Verspannungen und damit auch für Kopfschmerzen nicht vernachlässigen.

Emotionaler Stress, innere Unruhe oder Angst vor bestimmten Ereignissen können ebenfalls Spannungskopfschmerzen triggern. Der ganze Mechanismus ist schon so alt wie die Menschheit selbst. Bei Gefahr gehen wir in Deckung, ziehen den Kopf ein, die Schultern hoch. Der Angreifer könnte uns auch von hinten erwischen. Und schon ist zusätzlich zur angespannten Psyche auch der Kopfschmerz vorprogrammiert.

Wie werde ich den Schmerz wieder los?

Kommen wir zu der Frage, die dich wahrscheinlich am meisten interessiert: Wie kommst du aus der ganzen Sache rasch wieder raus? Vielleicht denkst du dabei auch direkt an die klassischen Schmerzmittel. Kurz eine Ibu oder Aspirin runterspülen und das Problem löst sich von selber. Doch jetzt wird's kurios: Die regelmäßige Einnahme von Schmerzmitteln zur Behandlung von Kopfschmerzen kann selbst wiederum Kopfschmerzen erzeugen. Wie bitte? Richtig gelesen: Eine übermäßige Einnahme von Schmerztabletten wie zum Beispiel Ibuprofen kann selbst zu Kopfschmerzen führen und dabei einen Teufelskreis auslösen. Doch keine Sorge, von übermäßigem Gebrauch eines Schmerzmittels spricht man erst ab mindestens 15 Tagen im Monat. Im akuten Fall kannst du also trotzdem eine Schmerztablette nehmen, ohne direkt in ein arzneibedingtes Schmerzmittelsyndrom abzurutschen. In vielen Fällen kann es aber schon ausreichen, die Verspannung auf natürliche Weise zu lösen und die Kopfschmerzen damit verschwinden zu lassen.

Lockeres Ausdauertraining hat sich hierfür als besonders effektiv rausgestellt. Versuchs mal mit einem Spaziergang oder lockeren Run an der frischen Luft beim nächsten Mal. Funktioniert diese Behandlung bei dir, kannst du dir Tabletten & Co. sparen: 45 Minuten Ausdauersport an zwei Tagen pro Woche können das Risiko signifikant reduzieren, chronische Kopfschmerzen zu entwickeln. Falls zwei helfende Hände zur Verfügung stehen, führen gezielte Massagen ebenfalls zu einer Linderung der Symptome. In den letzten Jahren zwischen Krankenhaus, Hörsaal und Fitnessstudio habe ich genau zwei Mal eine 400 mg Tablette Ibuprofen genommen und immer erst versucht das

Problem auf natürliche Art zu lösen. Mit diesem Wissen kannst du beim nächsten Mal den Satz „Schatz, heute nicht, ich habe Kopfschmerzen" direkt entkräften, denn wir haben ja gerade gelernt, dass Ausdauertraining schmerzlösende und positive Auswirkungen auf Spannungskopfschmerzen haben kann. (In diesem Punkt unterscheidet sich die Therapie des Spannungskopfschmerzes allerdings ganz klar von der Migräne. Hier ist körperliche Anstrengung nämlich pures Gift.)

HILFE, MIGRÄNE – ES HÄMMERT UND BOHRT!

Noch eine weit verbreitete Volkskrankheit: Migräne.

Viele von uns, vielleicht auch du, wissen genau, wovon wir sprechen. Oder haben Freunde, Bekannte oder Familienmitglieder, die regelmäßig mit einer Migräneattacke flachliegen.

Glaub uns, damit ist nicht zu spaßen. Wenn dir also jemand absagt, weil er oder sie Migräne hat, dann ist das eine echt gute Ausrede. Bitte sei gnädig!

Starten wir mit einem kleinen Symptomcheck. Oder anders gefragt: Wie lässt sich Migräne von weiteren Kopfschmerzarten unterscheiden?

Jeder, der schon einmal unter Migräne zu leiden hatte, kennt das Hauptsymptom nur zu gut: übelst pochenden Kopfschmerz! Für alle, die bislang verschont geblieben sind, versuchen wir es so: Stell dir vor, es bohrt jemand in deinem Kopf herum und jedesmal, wenn dein Herz schlägt, lässt er on top einen Hammer niedersausen. Bei jeder Bewegung scheint der Schmerz schlimmer zu pulsieren.

Anstrengungen verschlimmern die Migräne zusätzlich, die oftmals leicht anfängt und sich in ihrer Intensität dann immer weiter steigert. Meist hält sie zwischen 4 und 72 Stunden an und verläuft klassischerweise einseitig, seitlich an Vorder- oder

Hinterkopf. Auch ein Wechsel der betroffenen Kopfseite ist möglich. Vermutlich denkt das Männchen, das da mit Hammer und Bohrer in deinem Kopf, wütet, dass auch die andere Seite nicht zu kurz kommen darf.

Typisch für Migräne sind weitere Begleitphänomene wie Übelkeit, Erbrechen, Licht- und Lärmempfindlichkeit. Wenn du deinen Hausarzt beeindrucken willst, sprichst du einfach von einer Photo- und Phonophobie.

Keine gute Aura ...

Einige Patienten leiden bei einem akuten Migräneanfall unter noch schwereren Störungen. Man spricht dabei von der sogenannten Aura. In diesem Fall kann es zu kurzfristigen (unter 60 Minuten anhaltenden) neurologischen Symptomen kommen, d.h. Sehstörungen mit ungewöhnlichem Flimmern vor den Augen oder gar dem Ausfall einzelner Sehfelder. Das bedeutet, dass du plötzlich einige Bereiche in deinem normalen Blickfeld nicht mehr wahrnehmen kannst.

Manche Betroffene berichten, dass Berührungen sich plötzlich komisch anfühlen und ein Kribbeln auftritt. Auch das Sprechen kann beeinträchtig sein.

Spätestens, wenn du einzelne Teile deines Körpers nicht mehr richtig bewegen kannst, wird es natürlich angsteinflößend. In so einem Fall lautet das oberste Gebot: Rettungsdienst rufen oder eine Notfallambulanz aufsuchen. Übrigens: Eine Aura kann bei Migräne sogar ganz ohne Kopfschmerzen vorkommen, was die Diagnostik noch schwieriger macht.

Warum bekommt man Migräne – und wie kann man sie verhindern

Wenn du noch nie Migräne hattest, sind wir uns einig, dass du diese nach dem Kapitel auch nicht bekommen möchtest! Doch warum ereilt sie manche und andere nicht? Das schauen wir uns jetzt mal an, denn es gibt bestimmte Triggerfaktoren, die einen Anfall auslösen können.

DIE MIGRÄNE KANN MICH MAL!

- Versuche deinen Körper von äußeren Reizen abzuschirmen. Denn jede Aufregung und alles, was Puls und Blutdruck hebt, treibt den Bohrer an: Also Bettruhe, Fernseher aus, Handy weg und ja, leider auch dieses Buch am besten weglegen.

- Schone deine Augen und versuche zu schlafen.

- Trinke ausreichend, denn Flüssigkeitsmangel macht Migräne bekanntlich nicht besser.

- Sind deine Schmerzen ohne Medikamente nicht gut auszuhalten, kannst du bei leichten bis mittelstarken Schmerzen zu einfachen Schmerzmitteln wie Aspirin (ASS), Ibuprofen oder Diclofenac greifen. Wichtig: Bitte mit deinem behandelnden Arzt vorher abklären, ob es in deinem Fall Kontraindikationen gibt oder ob du die Medikamente bedenkenlos einnehmen kannst.

- Bist du häufiger von sehr starken Migräneattacken betroffen, wird dein Hausarzt dir sogenannte Triptane aufschreiben, die in solchen Fällen meist eine gute Wirksamkeit zeigen. Auch bei Übelkeit gibt es lindernde Medikamente. Hier hilft dir dein behandelnder Arzt gerne weiter.

- Und langfristig gesehen: Stresslevel senken! Erwiesenermaßen begünstigt Stress Migräneanfälle. Dem kannst du durch eine ausgeglichenere Work-Life-Balance entgegenwirken und so zumindest die Häufigkeit der Attacken mindern. Unterstützen kannst du das Ganze mit Ausdauersport und Entspannungsübungen wie Meditationen oder der Muskelrelaxation nach Jacobson.

Fangen wir mit den Faktoren an, die du leider nicht wirklich beeinflussen kannst:

- Ein wichtiger Faktor ist deine Familie. Wenn du Eltern, Großeltern oder Geschwister hast, die unter Migräne leiden, kann sie auch dich mit größerer Wahrscheinlichkeit treffen.

- Dann ist da das Klima. Wetterumschwünge und schwüle Wetterlagen können Migräneanfälle entsprechend begünstigen.

- Nun kommt noch ein besonders gemeiner Faktor: das weibliche Geschlecht. Viele Frauen bekommen Migräneattacken, wenn sie ihre Periode bekommen oder Hormonpräparate zur Verhütung einnehmen.

Hier kommen die Ursachen, die du beeinflussen kannst:

- Wie viele andere Erkrankungen auch ist die Migräne zum Teil durch den individuellen Lifestyle bedingt. Das bedeutet, du kannst sie durch gezielte Verhaltensweisen entweder verursachen oder auch verhindern. Ein hartes Partyleben mit viel Alkohol ist auf jeden Fall nicht empfehlenswert. Denn Genussmittel wie Alkohol und Nikotin lassen deinen Kopf regelrecht pulsieren.

- Das Gleiche gilt auch für Zitrusfrüchte und Milchprodukte.

- Wenn dein Schlaf-Wach-Rhythmus durcheinander kommt, bist du ebenfalls gefährdet. Reisen in andere Zeitzonen können den inneren Bohrer ebenso einschalten.

Die unfaire Nachricht dabei: Meist zeigt sich die Migräne erstmals, wenn wir eigentlich besonders leistungsfähig sein sollten: im jungen Erwachsenenalter. Für gewöhnlich wiederholt sie sich dann bei den Betroffenen in regelmäßigen Abständen.

Du hast zum ersten Mal migräneartige Kopfschmerzen? Bei Aura-Phänomenen ab zum Arzt. Auch sonst ist ein Besuch beim

Hausarzt hilfreich: Er wird dich untersuchen, gegebenenfalls „Schlimmeres" ausschließen, dich, falls nötig, krankschreiben, und dir Schmerzmittel verordnen.

Clusterkopfschmerzen – eher was für Jungs

Während Migräne eher Frauen (be)trifft, sind bei den sogenannten Clusterkopfschmerzen vorwiegend Männer betroffen. Ausgleichende Gerechtigkeit muss sein.

Stell dir vor, du schläfst nachts ganz friedlich. Auf einmal wachst du mit heftigsten Schmerzen im Augenbereich auf. Betroffene Patienten berichten, diese Schmerzen fühlten sich an, als würde ihnen jemand mit einem Messer ins Auge stechen. Meist können sie dadurch nicht mehr still sitzen, sondern müssen hin und herlaufen, um die Situation besser ertragen zu können.

Ein Blick in den Spiegel zeigt oft, dass ein Auge gerötet ist und tränt. Diese heftigen Attacken halten meist mehrere Minuten bis zu drei Stunden an, insofern eine echte Belastungsprobe für alle Betroffenen. Alleine beim Schreiben fühlen unsere Spiegelneurone hier echt mit.

Typisch für die Erkrankung ist, dass sie periodisch auftritt, d.h. in sogenannten Clustern. Damit hätten wir auch das Namensrätsel gelöst. Dabei wechseln sich mehrere anfallsfreie Wochen mit Phasen ab, in denen diese Schmerzattacken mehrmals täglich ausbrechen und das mehrere Tage am Stück.

Und was jetzt?

Wenn du unter akuten Clusterkopfschmerzen leidest, helfen herkömmliche Schmerzmittel wie Aspirin oder Ibuprofen kaum. Am besten geht es direkt zum Arzt oder in die Notaufnahme, wo Untersuchungen zuerst einmal die Ursache deiner Beschwerden klären, auch um eventuell schwerwiegendere Auslöser auszuschließen. Mit Triptanen und Sauerstoffinhalation konnte man bisher gute Erfahrungen machen. Außerdem gibt es Medikamente, die helfen können, solchen Attacken vorzubeugen. Sprich am besten deinen behandelnden Arzt darauf an.

Wir sind uns vermutlich einig, dass wir unser Bestes geben wollen, um niemals Clusterkopfschmerzen zu bekommen. Was können wir also tun? Auch hier gilt: Triggerfaktoren meiden. Die schlechte Nachricht für alle Hardcore-Partygänger lautet demnach: Alkohol kann Clusterattacken auslösen. Also Finger weg davon! Ebenso triggert der konzentrierte Konsum von Histamin oder ein Aufenthalt in großer Höhe diese Kopfschmerzart.

WENN KOPFSCHMERZEN GEFÄHRLICH WERDEN

Wichard: Jonas, eine der grundsätzlichen Fragen im Leben lautet doch: Zuerst die gute oder die schlechte Nachricht?

Jonas: Ich bin Optimist, Wichard, übrigens eine gute Eigenschaft im Krankenhaus, also lass uns mit dem Positiven anfangen.

Die Kopfschmerzarten, die du in diesem Kapitel kennengelernt hast, können zwar individuell sehr unangenehm sein, sind aber nicht mehr als das, was der Name sagt: Kopfschmerzen ohne schwerwiegende Erkrankung oder Verletzung als Auslöser. Deshalb spricht man in der Medizin bei Spannungskopfschmerzen, Clusterkopfschmerzen oder Migräne auch von primären Kopfschmerzen. Darunter fallen wie schon gesagt ungefähr 90 Prozent der Kopfschmerzen, du musst in der Regel also nicht direkt vom Worst-Case-Szenario ausgehen.

Wer in der Schule in Mathe aufgepasst hat, merkt aber schnell, zehn Prozent der Kopfschmerzen fehlen in der Rechnung, was uns zu den sekundären Kopfschmerzen führt. Hier sind die Kopfschmerzen nicht das hauptsächliche Problem, sondern sie äußern sich als Symptom einer zugrundeliegenden Erkrankung oder Verletzung. Das ist gleichzeitig auch die schlechte Nachricht, weil hierzu unter anderem akute Blutungen im Gehirn und Tumore gehören können. Natürlich gilt hier auch wieder einer unserer Lieblingssprüche in der Medizin: Häufig ist häufig und selten ist selten. Trotzdem wäre es fatal, Kopfschmerzen immer nur als harmlosen Brummschädel abzutun, daher möchten wir dir gerne zeigen, auf welche Warnsignale du achten solltest. Kurzer Crashkurs ohne 12 Semester Medizinstudium inklusive sehr vielen schlaflosen Nächten.

Vorsicht geboten!
Die internationale Kopfschmerzgesellschaft unterteilt die Ursachen für sekundäre Kopfschmerzen in insgesamt acht Gruppen: Schädel-Hirn-Traumata, Tumore, Gefäßstörungen, Infektionen, Substanzkopfschmerz, Erkrankungen im Kopf-Hals-Bereich, psychiatrische Störungen und Störungen der Homöostase. Wir erklären dir jetzt mal die wichtigsten davon.

Das Entscheidende vorweg: Nicht jede Ursache für sekundäre Kopfschmerzen ist unmittelbar lebensbedrohlich, aber es besteht fast immer Handlungsbedarf. Deshalb solltest du die wichtigsten „Red Flags" – so nennen wir Mediziner akute Warnsignale des Körpers – erkennen können:

- Schädel-Hirn-Trauma: Wer zum Beispiel beim Basketball mit voller Wucht einen Ellenbogen gegen die Nase bekommt, sollte vorsichtig sein, denn einen direkten Schlag gegen den Kopf, in welcher Form auch immer, muss man in jedem Fall ernst nehmen. Kommt es zu starken Kopfschmerzen nach einer vorausgegangen Kopfverletzung heißt es für dich definitiv: Red Flag. Parallel können Übelkeit oder Bewusstseinseinschränkungen auftreten, noch ein Zeichen, den Kopf direkt ärztlich untersuchen zu lassen.

- Tumorleiden: Bei der Kombination aus Gewichtsabnahme, Fieber und Kopfschmerzen über einen längeren Zeitraum gehen in unserem Kopf die Alarmglocken an. Gewichtsabnahme, Fieber und Nachtschweiß sind drei generelle Symptome, die auf ein Tumorleiden hindeuten können. Paart sich diese Konstellation jetzt mit den Kopfschmerzen, solltest du sicherheitshalber zum Arzt gehen.

- **Gefäßstörungen und im Akutfall Blutung im Gehirn:** Akute und plötzlich auftretende Kopfschmerzen mit hoher Schmerzintensität können ein typisches Symptom bei einer Hirnblutung sein. Dieser Schmerztyp wird oft vielsagend als „Vernichtungsschmerz“ charakterisiert, was in der Regel ein deutlicher Unterschied zum klassischen Spannungskopfschmerz ist.

  Bei solchen akuten und schwerwiegenden Verletzungen bleiben Kopfschmerzen nicht die einzigen Symptome, es kommt parallel oft zu neurologischen Ausfällen und Bewusstseinsstörungen. Tritt all das bei dir selbst oder einem anderen ein, hast du genau eine Aufgabe, alles andere ist erstmal unwichtig: Rettungswagen und Notarzt rufen!

- **Infektionen wie Bakterielle Meningitis:** Meni-was? Eine Meningitis bezeichnet die Entzündung der Gehirn- und Rückenmarkshäute. Die Kopfschmerzen entstehen durch eine Stimulation der Nervenendungen, verursacht durch die bakterielle Infektion. Hohes Fieber und vor allem schmerzhafte Nackensteifigkeit sowie teilweise Lichtempfindlichkeit gehören zu den akuten Warnsignalen.

- **Substanzbedingte Kopfschmerzen:** Diese hast du im aktuellen Kapitel schon kennengelernt, dazu gehört der paradoxe Kopfschmerz durch regelmäßige Einnahme von Schmerzmitteln zur Behandlung der Kopfschmerzen. Aber auch andere Medikamente, die regelmäßig und über einen längeren Zeitraum genommen werden, können arzneimittelbedingte Kopfschmerzen auslösen.

- **Bluthochdruck:** Last but not least ein immer häufiger auftretendes Problem: Auch hoher Blutdruck kann Kopfschmerzen verursachen. Bei Menschen mit bekanntem Blutdruckleiden sind diese möglicherweise ein Anzeichen für eine Blutdruckspitze und damit ein akutes Problem. Im Zweifel direkt den Blutdruck zuhause messen und bei ungewohnt hohen Werten gilt wie auch bei den anderen Red Flags: ab zum Arzt.

- **Erkrankungen des Kopf- und Halsbereichs:** Unsere Sinnesorgane und die Kopf-Hals-Region können im Falle bestimmter Erkrankungen auch Kopfschmerzen übertragen. Dazu gehören z.B. einige Sehstörungen oder Parodontitis (bakterielle Infektion des Zahnhalteapparats) – noch ein Grund dafür immer fleißig die Zähne zu putzen.

- **Psychiatrische Erkrankungen:** Dieser Punkt ist ein Sonderfall, da in dem Bereich noch fleißig geforscht wird. Regelmäßige Kopfschmerzen und psychiatrische Erkrankungen treten allerdings so oft zusammen auf, dass nicht von einem reinen Zufall ausgegangen wird. Aber hier steht die Medizin noch vor einem Henne-Ei-Problem: Was war zuerst da? Der Kopfschmerz, die psychiatrische Erkrankung oder hat sich beides doch parallel entwickelt?

Übrigens: Besonders ältere Menschen können eine sekundäre Kopfschmerzerkrankung entwickeln. Ab 65 Jahren gehen über 15 Prozent der Kopfschmerzen auf eine Erkrankung oder Infektion zurück. Deshalb solltest du bei Kopfschmerzen bei dir, im Familien- oder Bekanntenkreis die erstmalig nach dem 50. Lebensjahr auftreten auch hellhörig werden und dem Übel genauer auf den Grund gehen.

Großes Finale für Kopfschmerzchecker

Zum Abschluss haben wir eine verzwickte Kombination für dich, quasi schon Medizin auf Dr.-House-Niveau: Ein Mensch kann zusätzlich zu einem primären Kopfschmerzleiden plötzlich eine bedenkliche sekundäre Kopfschmerzursache entwickeln. Was jetzt? Auch hier haben wir ein ganz entscheidendes Warnsignal für dich. Auch wenn der Mensch Kopfschmerzen schon kennt (z.B. chronische Spannungskopfschmerzen), kommen nun noch andere Kopfschmerzen dazu, die sich jedoch anders anfühlen. Eine unübliche Intensität oder ein unüblicher Ort der Kopfschmerzen im Vergleich zum bekannten liefert uns den Hinweis auf den verstecken sekundären Kopfschmerz und gehört in ärztliche Behandlung.

GEFAHR IM VERZUG

NOTFALL: KOPFWEH

Rufe die 112 bei Kopfschmerzen, wenn du folgende Warnsignale an dir selbst oder anderen bemerkst:

- unübliche Dauer, Lokalisation oder Schmerzintensität
- plötzliches, schlagartiges Schmerzauftreten
- vorausgegangene Kopfverletzung
- schmerzhafte Nackensteifigkeit
- Gewichtsabnahme, Fieber, Nachtschweiß

Das war's, Crashkurs „Kopfschmerzen" erfolgreich beendet. Und auch wenn du jetzt einiges über akute Notfälle und Kopfschmerzen gelesen hast, haben wir einen wichtigen letzten Satz für dich, du ahnst es schon: Häufiges ist häufig und Seltenes ist selten.

KAPITEL 6

Unser zweites Gehirn sitzt im Bauch

Alles rund um Verdauung, Darm & Co.

Wichard: *So Jonas, jetzt gehts ein paar Stationen tiefer.*

Jonas: *Ah, es wird verdaut.*

Wichard: *Stimmt! Wir reden über den Darm, ein Organsystem, das bei so gut wie jedem Menschen schon mal irgendwie Probleme gemacht hat.*

Jonas: *Und es passt auch perfekt als Nachfolger zum Kopfkapitel!*

Wichard: *Ganz genau, denn der Darm wird nicht umsonst als zweites Gehirn bezeichnet. Zwischen den beiden gibt es einen direkten Draht.*

Jonas: *Dabei hat der Darm noch viel mehr drauf.*

Wichard: *Stimmt, er kann mit ein paar Rekorden aufwarten.*

Jonas: *Also, dann spannen wir unsere Leser mal nicht länger auf die Folter.*

Da wir gerne mit Größen angeben, kommt dein Darm gerade recht. Er ist etwa acht Meter lang und könnte sich theoretisch auf einer Fläche von etwa 500 Quadratmetern ausbreiten. Du fragst dich jetzt sicher, wie das funktioniert. Unser Körper ist raffiniert und arbeitet sehr platzeffizient. Damit wir nicht alle einen riesigen Bauch vor uns herschieben müssen, hat er sich etwas Geniales überlegt. Der Darm besitzt unzählige, mikroskopisch kleine Zotten und Falten, die die riesige Fläche relativ platzsparend abbilden können. Dass er so eine große Oberfläche hat, hat übrigens einen guten Grund: Im Darm laufen sämtliche Prozesse wie Nahrungsaufnahme, Flüssigkeitssekretion und so weiter ab. Hätte er eine deutlich kleinere Oberfläche, könnten wir nur einen Bruchteil unserer Nahrung verwerten, müssten also viel mehr essen.

SECOND BRAIN, MIKROBIOM UND MEHR

Und wieso wird der Darm nun als zweites Gehirn bezeichnet? Das liegt daran, dass er unter anderem auch Neurotransmitter wie das Glückshormon Serotonin produzieren kann, was wiederum erklärt, wieso uns gutes Essen so glücklich macht, oder? Die nächste Info ist wiederum für alle Naturliebhaber der Hit. Denn in unserem Darm hausen etwa zwei bis drei Kilogramm Mikroorganismen wie Bakterien, Pilze und Einzeller. Diese bilden das berühmt-berüchtigte Mikrobiom. Dazu gibts noch ein letztes Superfact: Studien haben den Einfluss des Mikrobioms auf unser Gewicht untersucht. Dabei wurde der Stuhl eines übergewichtigen Menschen in einen normalgewichtigen transferiert. Die Ergebnisse sind unglaublich: Durch das Mikrobiom entwickelte der normalgewichtige Mensch mit der Zeit auch Übergewicht. Das zeigt, wie eng unser Körper mit den Mikroorganismen im Darm kommuniziert und interagiert.

Und was tun, wenn der Bauch nun zwickt? Ein weites Feld – denn Bauchschmerzen können mindestens genauso, wenn nicht sogar noch vielseitiger als Kopfschmerzen sein. Mal schmerzt es oben links, dann unten rechts und mal können wir gar nicht so recht sagen, wo der auslösende Schmerzpunkt nun eigentlich sitzt. Die Bauchspeicheldrüsenentzündung (Pankreatitis) ist genau so ein Fall. Diese kann nämlich bis in die rechte Schulter ausstrahlen, obwohl die Bauchspeicheldrüse eigentlich irgendwo zwischen Bauchnabel und Brustkorb liegt. Deshalb coachen wir dich in diesem Kapitel zu den wichtigsten Beschwerden, die rund um den Verdauungsapparat auftreten können. Anschnallen – los geht's.

SODBRENNEN – WER KENNT ES NICHT

Wenn du das leckere Stück Sahnetorte in deinem Mund in vollen Zügen genossen hast, gleitet der sogenannte Speisebolus in deine Speiseröhre (im Grunde ein Schlauch aus Muskeln) und gelangt darüber in deinen Magen. Und hier sind wir bereits an der ersten Station angekommen, die sehr vielen Menschen Probleme bereitet. Vielleicht hast du es auch schon erlebt, das eklige Brennen im Oberbauch? Richtig, die Rede ist vom Sodbrennen. Oder der gastroösophagealen Refluxkrankheit, easy as that. Schlüsseln wir den Namen einmal auf: Gaster ist der Magen, Ösophagus die Speiseröhre und Reflux bedeutet, dass etwas zurückläuft. Und schon haben wir die Erkrankung verstanden. Jetzt aber noch einmal mit etwas mehr Input:

Sodbrennen entsteht, wenn Magensäure aus dem Magen zurück in die Speiseröhre fließt, wo sie eigentlich nichts zu suchen hat. Unsere Speiseröhre ist für die Säure nicht gewappnet, ihre Schleimhaut erleidet Erosionen und Schäden, besonders an der Stelle, wo sie in den Magen übergeht. Die Folge sind brennende Schmerzen, gefühlt hinter dem Brustbein. Manchmal muss man die Säure auch aufstoßen. Kurz darauf sind die Schmerzen noch heftiger. Passiert das Ganze im Schlaf, kann die Magensäure zusätzlich auch unsere Zähne in Mitleidenschaft ziehen. Halsschmerzen sind ebenfalls keine Seltenheit. Und besonders angenehm für unsere Mitmenschen ist die ganze Sache auch nicht: Denn Sodbrennen geht leider oft mit üblem Mundgeruch einher. Nicht schön.

In unserer westlichen Gesellschaft handelt es sich quasi um eine Zivilisationskrankheit: Etwa jeder Fünfte ist betroffen, ob Mann oder Frau macht hierbei keinen Unterschied. Begünstigt wird die Erkrankung unter anderem durch erhöhten intraabdominellen Druck, übersetzt: durch gestiegenen Druck im Bauchraum. Das kann während der Schwangerschaft der Fall sein, aber auch wenn Übergewicht vorliegt. Da ist er also schon, der Bogen zur Zivilisationskrankheit. Ganz alltägliche Handlungen wie Bücken oder Liegen können das Sodbrennen ebenso auslösen wie Alkohol oder zu spätes Abendessen.

Ab und an haben viele mal Sodbrennen. Wenn sich die Beschwerden jedoch häufen, heißt es ab zum Arzt. Dauerhafter Reflux kann schwerwiegende Folgen haben. Greift die Magensäure die Schleimhaut der Speiseröhre kontinuierlich an, kommt es zum einen zu Verletzungen und zum anderen zu einem Umbau (Metaphase) der Schleimhaut. Sie versucht sich vor der Säure zu schützen, indem sie sich verändert. Diese Veränderung kann allerdings auch entarten und zum gefährlichen Ösophaguskarzinom führen.

Um das zu vermeiden, empfiehlt der Arzt meist Lebens- und Ernährungsgewohnheiten zu verändern und wird vermutlich Tabletten aufschreiben, die die Wirkung der Magensäure etwas abmildern sollen. Wichtig ist aber: Magensäureblocker sind keine Dauerlösung, ihre Indikation sollte regelmäßig überprüft werden.

WENN SICH DIE MAGENSCHLEIMHAUT ENTZÜNDET

Wir lernen bereits als Kinder, dass Entzündungen nicht gut sind. Auch dein Magen kann betroffen sein. Er hat die wichtige Aufgabe, den Speisebrei, der bei ihm ankommt, weiter zu zersetzen und gleichzeitig erste Nährstoffe mithilfe von Enzymen zu spalten. Damit sich dein Magen nicht selbst verdaut, ist seine Schleimhaut von einer weiteren schützenden Schleimschicht bedeckt, die ihn vor der Magensäure schützt. Was passiert nun, wenn sich die Magenschleimhaut entzündet? Oft bleibt die

Sache erst einmal unbemerkt, kann aber dennoch regelmäßige, unspezifische Oberbauchschmerzen verursachen, die manchmal von Übelkeit und Missempfindungen vor, beim oder nach dem Essen begleitet werden. Patienten berichten beispielsweise von bohrenden Hungergefühlen in der Magenregion mit jedoch vermindertem Appetit oder auch von vermehrtem Völlegefühl und häufigem Aufstoßen.

ABC – mein Magen tut mir weh
Die chronische Magenschleimhautentzündung (Gastritis) kann in drei Klassen eingeteilt werden. Jede Form besitzt individuelle Ursachen und kann von anderen Symptomen begleitet werden.

- Typ-A-Gastritis: In diesem Fall wird die Entzündung der Magenschleimhaut durch eine Autoimmunreaktion verursacht. Dabei richten sich Zellen unseres Immunsystems (immun) gegen bestimmte Zellen in unserem eigenen Körper (auto). In Maßen ist dies sinnvoll, um zum Beispiel entartete oder von Viren befallene Zellen auszuschalten. Fällt die Reaktion allerdings übermäßig stark aus oder werden körpereigene, gesunde Zellen angegriffen, entstehen Autoimmunerkrankungen, für die es oftmals keine echte Heilung gibt. Es gibt lediglich die Möglichkeit, das eigene Immunsystem durch bestimmte Medikamente zu „dämpfen" (Immunsuppressiva). Die Typ-1-Diabetes und eben auch die Typ-A-Gastritis sind solche Autoimmunkrankheiten.

  Im letztgenannten Fall richtet sich die Reaktion gegen körpereigene Zellen in der Magenschleimhaut, den Belegzellen, die unter anderem die Aufgabe haben, die Magensäure zu produzieren, die wiederum eine wichtige physiologische Funktion hat. Neben der Zersetzung des Speisebreis ist sie zentral für die Immunabwehr, zum Beispiel um Keime abzutöten. Eine schwerwiegende Folge des Magensäure-Mangels kann sogar zur Entartung von Zellen führen, wodurch das Risiko von Magenkarzinomen steigt. So sehr sie uns also beim Sodbrennen Probleme macht, so wichtig ist die Magensäure grundsätzlich für unseren Organismus.

- Typ-B Gastritis: Diese Form von Gastritis wird durch Bakterien, in dem Fall Helicobacter Pylori, verursacht. Bakterien dieses Typs fühlen sich in der Magenschleimhaut pudelwohl und sorgen dafür, dass die Produktion des schützenden Schleimfilms nicht mehr richtig funktioniert. Was ist die logische Folge? Der Magen hat keine ausreichende Schutzschicht mehr, wodurch seine Zellen von der Magensäure direkt angegriffen werden können. Auf Dauer kann es zu Geschwüren, schwerwiegenden Blutungen, sehr starken Schmerzen und auch Magenkarzinomen kommen. Meist sind die tückischen Blutungen das erste Symptom, das sich zeigt, wodurch eine Typ-B Gastritis oftmals erst spät erkannt wird.

- Typ-C-Gastritis: Sie steht ganz unter dem Motto „wenn die Chemie nicht stimmt". Medikamente, meist klassische Schmerzmittel, Rauchen oder Alkohol, also chemische Schadstoffe, können diese Form der Gastritis entfachen. Besonders die gängigsten Schmerzmittel, wie z.B. Ibuprofen, können zusammen mit Glucocorticoiden zu einer schwerwiegenden Schädigung der Magenschleimhaut führen, die sich ab einem gewissen Grad nicht mehr ausreichend regenerieren kann. Auch hier kommt es zu den gefürchteten Geschwüren und Blutungen. Magenkarzinome können ebenfalls folgen, allerdings seltener als bei den beiden ersten Gastritis-Typen.

Je nachdem, welche Form der Gastritis nun vorliegt, gibt es individuelle Therapiemöglichkeiten, wie die Behandlung der bakteriellen Besiedlung oder das Absetzen schädlicher Medikamente. Ach ja, Rauchen und Alkohol sollten selbstverständlich auch weggelassen werden.

DÜNNDARM UND LEBER – EIN GUTES TEAM

Der Dünndarm ist eine ganz entscheidende Etappe: Hier werden die Nahrungsbestandteile weiter aufgespalten und die meisten unserer Nährstoffe aufgenommen. Es ist also einiges los. Damit der Dünndarm richtig arbeiten kann, braucht er Unterstützung, wie zum Beispiel von Leber und Bauchspeicheldrüse, die dabei helfen, wichtige Gallensäuren und weitere Verdauungsenzyme ins Organ zu schleusen. Dafür ist es wichtig, dass jeder Player gut funktioniert. Was passiert, wem dem nicht so ist, zeigen wir euch jetzt.

Zugegebenermaßen: Wie die Leber genau tickt, erklären wir dir im nächsten Buch. Das würde den Rahmen dieses Kapitels in der Tat sprengen. Wichtig für dich ist: Die Leber ist entscheidend für die Entgiftung des Körpers und für die Produktion von Galle, die wir für unsere Verdauung und Nährstoffaufnahme benötigen. Sie spielt somit in unserem Organismus eine ganz entscheidende Rolle. Umso wichtiger, sie gesundzuhalten. Im Fall von Tumoren oder Autoimmunerkrankungen liegt das leider nicht in deiner Hand, im Falle von Alkohol allerdings schon. Ja, wir wissen es, wir sind Spaßverderber. Aber auch das Glas Wein am Abend oder die Flasche Wodka am Morgen müssen in der Leber verarbeitet werden. Übertreiben wir es mit dem Alkohol oder anderen leberschädlichen Substanzen, kommt es zu Entzündungsreaktionen. Mit der Zeit werden die Leberzellen in Mitleidenschaft gezogen und durch Bindegewebsfasern ersetzt. Bei einer anhaltenden Schädigung kann dieser Umbau nicht mehr rückgängig gemacht werden, es kommt zur Leberzirrhose. Dabei vernarben und verhärten sich die bindegewebigen Fasern, was die Funktion der Leber weiter einschränkt. Im Endstadium treten oft zusätzlich Lebertumore auf. Du siehst, eine definitiv vermeidenswerte Situation.

WENN DIE GALLE NICHT MEHR FLIESST

Unsere Leber produziert zwar die Gallenflüssigkeit, gespeichert wird sie allerdings in der Gallenblase. Diese macht gar nicht mal so selten Frauen mittleren Alters Probleme, wenn sich bei ihnen Gallensteine bilden. Diese können den Abfluss der Galle verhindern, wodurch sich die Gallenblase spannt und entzündet. Das bereitet nicht nur starke Schmerzen, sondern hat oftmals auch zur Folge, dass die Gallenblase ganz entfernt werden muss, um den Entzündungsherd nachhaltig auszuschalten.

VIELDISKUTIERT: NAHRUNGSUNVERTRÄGLICHKEITEN

Immer häufiger, und gefühlt im Trend, sind Nahrungsmittelunverträglichkeiten. Die klassischen Vertreter sind dir sicher ein Begriff. Genau, wir sprechen von der Laktose- oder Glutenintoleranz.

Etwa 15 Prozent der deutschen Bevölkerung können Laktose nicht ausreichend verarbeiten. Grund dafür ist ein Mangel des Enzyms Lactase, welches den Milchzucker eigentlich spalten sollte. So richtig pathologisch ist das Ganze aber nicht, denn die Lactase bildet sich meist im Kindes- und Jugendalter zurück, weil der Milchkonsum evolutionär gesehen nur während des Stillens normal ist. In manchen Teilen Asiens haben sogar fast 100 Prozent der Bevölkerung eine Laktoseintoleranz, von der sie allerdings nichts mitbekommen, weil sie ganz einfach keine Lebensmittel mit Laktose zu sich nehmen. Dadurch bildet sich ihre Lactase zurück, weil sie eben nicht gebraucht wird. Unser Körper ist sehr sparsam und baut ab, was er nicht benötigt.

Natürlich kann es auch andere Ursachen haben, weshalb wir Laktose nicht abbauen können, zum Beispiel, weil die Dünndarmschleimhaut infolge einer Glutenintoleranz geschädigt ist oder bedingt durch Gendefekte, was allerdings eher selten zutrifft.

Warum macht Laktose Probleme?

Die Endung „-ose“ verrät es schon: Wie Glucose ist Laktose ein Zucker, nämlich Milchzucker. Wird er nicht ordentlich gespalten, verursacht das Folgebeschwerden. Zucker hat die Eigenschaft im Darm „Wasser zu ziehen“ und im späten Dünn- bzw. Dickdarm zu binden. Die Konsequenz ist: Du bekommst Durchfall. Durch die vermehrte Wasserbindung spannt sich der Darm, oft treten damit zusätzlich Bauchschmerzen auf. Und weil das noch nicht reicht: Unsere Darmbakterien jubeln über die vermehrte Laktose im Darm, zersetzen ihrerseits Teile davon und es kommt zu Gasbildung und Blähungen. Klingt alles eher unangenehm, oder?

So kann ein Milchshake unfreiwilligerweise zu einer bleibenden Erinnerung werden, sofern du nicht ausreichend Lactase bildest. Was also kannst du tun? Die Lösung liegt auf der Hand – laktosehaltige Produkte weglassen. Sollte es aber doch einmal ein lecker Milchshake sein, kannst du dir Laktase-Tabletten besorgen und diese zusammen mit der Mahlzeit einnehmen: Sie helfen beim Abbau der Laktose und lindern deine Beschwerden.

Zöliakie und böser Weizen?

Weizen, genauer Gluten, ist immer präsenter in den Medien. Und es scheint, als würden immer mehr Menschen davon abschwören, obwohl sie keine nachgewiesene Glutenintoleranz, also Zöliakie, haben. Tatsächlich leiden etwa nur 0,3 Prozent der Deutschen an dieser Erkrankung, wobei es sicher auch eine recht große Dunkelziffer gibt.

Jonas: Du versuchst doch auch auf glutenhaltige Produkte zu verzichten, oder?

Wichard: Ja, genau. Bei mir wurde zwar keine Glutenunverträglichkeit festgestellt, allerdings haben mich zwei Punkte überzeugt.

Jonas: Schieß los! Vielleicht springe ich auch auf den Zug auf.

Wichard: O.k., schon mal was von Food-Koma gehört?

Viele Menschen beobachten an sich selbst, dass sie immer extrem träge werden, wenn sie besonders verarbeitete glutenhaltige Produkte wie zum Beispiel Nudeln essen. Sie stecken hinterher quasi im Food-Koma. Allerdings ist ein Food-Koma nicht normal und entsteht nicht dadurch, dass wir essen, sondern was wir essen. Darüber hinaus gibt es vermehrt Untersuchungen, die darauf hinweisen, dass Gluten möglicherweise Entzündungen im Körper verursacht und die Darmschleimhaut strapaziert. Das gehört zwar noch nicht zur offiziellen Lehrmeinung, ist für viele jedoch trotzdem ein relevanter Grund, möglichst wenig Gluten zu sich zu nehmen.

Wenn Gluten schadet

Zöliakie ist eine Autoimmunerkrankung (kennst du schon). Unser Körper bildet Antikörper gegen ein körpereigenes Enzym, das die Bestandteile des Glutens spaltet. Was ist die Folge? Immer mehr Entzündungszellen wandern in die Darmschleimhaut ein. Je mehr Gluten aufgenommen wird, umso stärker wird sie attackiert, bis sie derart geschädigt ist, dass sie sich mehr und mehr zusammenzieht und nicht mehr die große Fläche bietet, die eigentlich nötig wäre, um wichtigen Funktionen wie der Aufnahme von Nährstoffen und Vitaminen nachzukommen.

Dabei ist es gar nicht so einfach, der Zöliakie auf die Schliche zu kommen, sie hat einfach viele Gesichter. Ein echtes Chamäleon, das sich in Form von Verdauungsbeschwerden, Bauchschmerzen und Blähungen, Müdigkeit und Antriebslosigkeit zeigen kann. Zu den Folgeerscheinungen einer nicht ausreichenden Nährstoffaufnahme wiederum zählen: Gewichtsverlust und Gedeihstörungen (bei Kindern), Infektanfälligkeiten sowie Vitamin-, Eisen-, Calcium oder Folsäuremangel.

Erstaunlicherweise kann die Zöliakie auch psychiatrische Symptome verursachen, wie zum Beispiel vermehrte Gereiztheit, Konzentrationsstörungen und neurologische Auffälligkeiten.

Tatsächlich ist es wie bei vielen Autoimmunerkrankungen auch bei einer Zöliakie nicht möglich, die Ursache zu beheben. Bist du betroffen, heißt es glutenhaltige Produkte konsequent wegzulassen, denn anders als bei einer Laktoseintoleranz kann du hier nicht kurz vor der Mahlzeit eine Wunderpille schlucken. Doch Intoleranz hin oder her, wir sind uns sicher, dass du dich mit Reis, Kartoffeln, Quinoa und Co. grundsätzlich fitter und besser fühlen wirst. Und das Food-Koma kannst du dann auch endlich abhaken. Klassische Win-win-Situation also.

DICKDARM-KLASSIKER: AKUTE APPENDIZITIS

Das soll es erstmal mit dem Dünndarm gewesen sein. Wir rutschen weiter, in den Dickdarm. Dieser ist, wie der Name schon sagt, etwas dicker, dafür kürzer als der Dünndarm und umgibt ihn wie ein Rahmen. Eine wichtige Aufgabe des Dickdarms ist die Resorption von Wasser und die damit verbundene Eindickung des Stuhls. Sonst würde alles flüssig rauslaufen und naja ... das wollen wir ja nicht wirklich. Direkt am Beginn des Dickdarms findet sich etwas, das vielen Menschen irgendwann mal Probleme macht: der Blinddarm.

Genauer gesagt ist es eigentlich der Wurmfortsatz, ein kleines Schwänzchen, bei dem man bis heute nicht hundertprozentig weiß, was seine Funktion genau ist. Er scheint jedenfalls ein Teil des Immunsystems zu sein und ist dementsprechend aktiv. Allerdings kann sich der Wurmfortsatz auch entzünden, wenn zum Beispiel Stuhl dort hängen bleibt.

Jonas: Wichard, jetzt kommt dein Auftritt.

Wichard: Stimmt. Das war wirklich ein absoluter Klassiker.

Jonas: Wusste ich doch, dass du hier was Konkretes beitragen kannst. Lass hören!

Ich erinnere mich zurück, als ich 13 Jahre alt war, meine Mama richtig lecker gekocht hat, ich aber nichts essen konnte. Ich hatte heftige Bauchschmerzen, zentral im Bauch, die irgendwann nach unten rechts gewandert sind. Spätestens jetzt wird jeder Mediziner und Dr.-Google-Profi hellhörig. Denn das klingt ganz nach einer akuten Appendizitis. Spoiler: Es war eine und ich musste operiert werden. Da eine akute Blinddarmentzündung sogar lebensbedrohlich werden kann, wenn sie ignoriert wird, ist eine frühzeitige Diagnostik mit klassischen klinischen Tastbefunden hier wegweisend. Meist wird die Entzündung dann im Ultraschall bestätigt und dann gehts ab in den OP.

WENN DER DARM STRESST

Viele Menschen kennen das Problem. Sie stehen unter akutem Stress: Es geht um ein wichtiges Bewerbungsgespräch oder eine entscheidende Prüfung. Doch was ist das. Du musst bereits zum sechsten Mal auf die Toilette und das nicht, weil du zu viel getrunken hast. Dein Darm grummelt. Hoffentlich fährt er dir nicht gleich in die Parade. So ungefähr ist der Ablauf. Sehr belastend und unangenehm. Von dieser Symptomatik sind viele Menschen betroffen, Stress verschlimmert sie noch. Doch bis wohin ist das normal und ab wann leidet man am Reizdarmsyndrom?

Das berüchtigte Reizdarmsyndrom wird im Volksmund auch Stressmagen genannt. Ziemlich passend. Wie der Name „Syndrom" schon andeutet, handelt es sich dabei nicht um eine definierte Erkrankung mit einer festen Ursache und Therapie. Vielmehr ist der Reizdarm eine Ausschlussdiagnose. Das bedeutet, wenn du die klassischen Symptome einer chronischen Darmerkrankung aufweist, werden zuerst einmal die Klassiker wie Morbus Crohn, Colitis Ulcerosa und Co. abgeklärt. Trifft das alles nicht zu, greift die Diagnose Reizdarmsyndrom.

Über die starke Verbindung zwischen Gehirn und Darm haben wir schon gesprochen. Es verwundert also nicht, dass Stress unter anderem auf den Darm schlagen kann. Klassisch beim Reizdarm sind eine verstärke Darmaktivität und erhöhte Sensitivität der Nervenfasern. Das bedeutet: Der Darm ist aktiviert, der Stuhl flüssiger, vermehrtes Unwohlsein und Schmerzen treten auf, häufig diffuse Bauchschmerzen im gesamten Abdomen. Gleichzeitig scheint die Verdauung verrücktzuspielen. Die Patienten leiden unter Blähungen, Verstopfungen oder Durchfällen. Gleichzeitig verspüren sie ein häufigeres Bedürfnis, den Darm zu entleeren, allerdings mit dem Gefühl der unvollständigen Entleerung.

Sollte tatsächlich ein Reizdarmsyndrom vorliegen, ist es erstmal wichtig zu verstehen, dass die Erkrankung im Grunde „harmlos" ist. Das ist für Betroffene natürlich nicht leicht nachzuvollziehen, weil sie gleichzeitig einen großen Leidensdruck mit sich bringt.

Helfen können Stressbewältigungsmethoden, wie Autogenes Training, Meditation und Ähnliches. Auch eine ballaststoffreiche Kost (Obst und Gemüse, Vollkornprodukte, Hülsenprodukte, Nüsse, Samen und Pilze) mit ausreichender Flüssigkeitsaufnahme helfen dabei, die Symptome zu verbessern. Naturheilmittel wirken beruhigend auf den Verdauungstrakt. Lass dich am besten von deinem Hausarzt oder einem Gastroenterologen beraten, welche Methoden du wie für dich ausprobieren kannst.

CHRONISCH-ENTZÜNDLICHE DARMERKRANKUNGEN (CED)

Die beiden wichtigsten Vertreter heißen Colitis Ulcerosa und Morbus Crohn. Beide verursachen starke Beschwerden. Angefangen mit Reizdarmsymptomen, können besonders bei der Colitis Ulcerosa auch blutige Durchfälle hinzukommen sowie leichte Fieberschübe und Beeinträchtigungen an Augen, Gelenken, Leber- und Gallenwegen.

Was die beiden Krankheitsbilder vor allem voneinander unterscheidet, sind ihre Ausbreitung und ihr Vorkommen. Meist sind Menschen im jungen Erwachsenenalter betroffen, bei der Colitis Ulcerosa ist jedoch „nur" der Dickdarm (Colon) angegriffen. In Ausnahmen kommt es auch zum Befall der letzten Zentimeter des Dünndarms.

Beim Morbus Crohn sieht die Lage anders aus. Dieser kann das gesamte Verdauungssystem in Mitleidenschaft ziehen, also wirklich vom Mund bis zum After, wobei jeweils einzelne Abschnitte betroffen sind.

Eine Tatsache, die für die Therapie entscheidend ist. Die Colitis kann ganz geheilt werden, indem der Dickdarm entfernt wird und somit keine Möglichkeit mehr für wiederkehrenden Entzündungen besteht. Dadurch dass der Morbus Crohn aber abschnittsweise verläuft, lässt er sich nicht vollständig heilen. Besonders kritisch ist es, wenn in Akutsituationen kurze Abschnitte des Darms entfernt werden müssen, weil diese sich verschließen (stenostieren).

Morbus-Crohn-Patienten müssen sich meist mehreren Eingriffen unterziehen, wobei immer mehr Abschnitte des Darms entfernt werden und damit auch die jeweiligen Organfunktionen entfallen.

Die Ärzte versuchen also akute Schübe schnellstens zu unterbinden. Dabei helfen Medikamente, die das Immunsystem eindämmen, und damit auch die Immunreaktion im Darm. Eine medikamentöse Therapie hilft auch zwischen den Schüben, die Erkrankung besser in Schach zu halten.

WENN DIE DARMWAND SCHLAPP MACHT: DIVERTIKULOSE

Jetzt sind die höheren Altersklassen betroffen: Bei der Divertikulose kommt es zu Ausstülpungen in der Darmwand des Dickdarms. Diese sind erst einmal nicht gefährlich und verursachen normalerweise keine Symptome.

Allerdings kann sich hier Stuhl verfangen und eine Entzündung des Bereichs nach sich ziehen. Jetzt wird aus der Divertikulose die Divertikulitis. Und diese macht Schmerzen, meist im linken Unterbauch – dort entzünden sich die Divertikel am häufigsten. Fieber, Blähungen, Verstopfungen, Durchfälle sowie blutiger Stuhl gehören leider oftmals auch dazu.

Bei einer einfachen Divertikulose hilft eine ballaststoffreiche Ernährung (auch vorbeugend empfohlen) und ausreichend Flüssigkeitsaufnahme in Kombination mit regelmäßiger Bewegung. Im Falle einer Entzündung wird neben Diätvorgaben medikamentös behandelt, in akuten Fällen greifen Notfall-OPs.

WORST CASE: KOLOREKTALES KARZINOM

Mit etwa 60.000 Neuerkrankungen pro Jahr landet das kolorektale Karzinom in Deutschland bei den Männern auf Platz drei und bei den Frauen sogar auf Platz zwei der häufigsten Tumore. Nicht umsonst wird die Darmkrebsvorsorge ab einem Alter von 50 Jahren angeboten. Diese sollte wirklich jeder wahrnehmen, denn das Kolonkarzinom kann tückisch sein. Alleine durch die digital rektale Untersuchung (Finger in den Po) können jedoch bis zu 10 Prozent der Übeltäter frühzeitig erkannt werden. Außerdem ist diese Untersuchung in zwei Minuten gemacht. Du siehst also, Vorsorge ist bereits mit einfachen diagnostischen Methoden möglich. Sollte es hier zu Auffälligkeiten kommen, können mögliche Tumore rechtzeitig entfernt werden, ehe sie entarten.

Was kannst du im Vorfeld tun? Gute Frage. Einigen Risikofaktoren kannst du mit einem bewussten Lebensstil vorbeugen. Worauf wir keinen Einfluss haben, ist die Genetik. Es gibt familiäre Dispositionen und Erkrankungen, die ein Karzinom einfach wahrscheinlicher machen. In diesem Fall ist es umso sinnvoller, die Vorsorgeuntersuchungen konsequent wahrzunehmen und sich vom Arzt entsprechend beraten zu lassen.

Kommen wir zu deinem Lebensstil. Ja, die Empfehlungen häufen sich, und du ahnst es schon, Rauchen und Alkohol zählen auch hier mal wieder zu den Übeltätern. Studien zeigten außerdem, dass rotes Fleisch das Darmkrebsrisiko ebenso erhöht wie fettreiche und ballaststoffarme Kost. Genau an der Stelle kannst du gegensteuern: mit viel gesunder Bewegung, einer ballaststoff-, obst- und gemüsereichen sowie fleischarmen Ernährung. Wir legen dir diese Tipps ans Herz, nicht weil wir es gerne besser wissen, sie helfen dir einfach, die Wahrscheinlichkeit für ein kolorektale Karzinom zu senken und beugen außerdem zahlreichen anderen Erkrankungen vor.

Jetzt noch ein wichtiges SOS, mit dem wir den Run durch den Verdauungstrakt abschließen. Dann haben wir uns alle eine Pause verdient.

GEFAHR IM VERZUG

KREBSWARNSTUFEN ERKENNEN

Hier kommt eine kleine Checkliste unter dem Motto „sicher ist sicher“. Wenn du folgende Auffälligkeiten bei dir bemerkst, heißt es, ab zum Arzt. Besser einmal zu viel untersucht als zu wenig. Das kolorektale Karzinom kann im späteren Stadium Engstellen im Darm verursachen. Vorsicht also bei:

- plötzlichen Stuhlveränderungen wie Verstopfung und Durchfall
- rektalen Blutabgängen
- bandförmigem Stuhlgang
- ungewolltem Stuhlabgang beim Pupsen

Und da sich Krebserkrankungen auch häufig mittels sogenannter B-Symptomatiken, also indirekter Signale, äußern können, heißt es außerdem Augen auf bei:

- ungewolltem Gewichtsverlust
- Fieber
- Nachtschweiß

KAPITEL 7

Ich hab Knie, ich hab Rücken!

Kleiner Einblick in die orthopädische Handwerkskunst

Jonas: Hab letztens die volle Breitseite Karma abbekommen.

Wichard: Wie, war dein Positiv-Guthaben alle?

Jonas: Scheinbar schon. Habe aber auch einen entscheidenden Fehler gemacht.

Wichard: Lass mich raten. Du hast mal wieder etwas voreilig Sprüche rausgehauen.

Jonas: Nach zwei Jahren Podcast kennst du mich ganz gut.

Wichard: Stimmt, mir bleibt gar nichts anderes übrig.

Jonas: Sagte abends zu meiner Freundin noch, wie gut es meinem Knie geht und dass ich trotz mehrerer Verletzungen noch nicht einmal ein Zwicken verspüre. Keine 24 Stunden später habe ich es mir beim Basketball verdreht. Aber so richtig.

Wichard: Hast du denn nichts aus den Diensten im Krankenhaus gelernt? Da sagt man doch auch nicht, dass es gerade sehr ruhig auf Station ist. Ein Kenner genießt und schweigt.

Zum Glück gibt es auch in diesem Fall professionelle Hilfe, selbst wenn man sein Schicksal so freimütig herausfordert wie Jonas. Ganz genau, wir sprechen von der Orthopädie.

In letzter Zeit mal was von Ikea aufgebaut? Oder generell deine Wohnung renoviert? Ein paar Schrauben reingedreht, ein bisschen gehämmert und ein paar Winkel ausgemessen? Falls ja, hast du damit schon eine gute Vorstellung, wie die Arbeit in einem orthopädischen OP aussieht, denn Parallelen sind vorhanden. Dort werden die Instrumente zwar angereicht, aber es gibt genauso Schraubendreher und Hammer wie in deinem Werkzeugkasten zuhause. Die neue Hüfte oder das neue Knie müssen ja irgendwie im Körper verankert werden. Jonas schaut bei diesen Zeilen gerade kurz auf die Innenseite seines rechten Fußes, denn dort sitzen seit knapp zehn Jahren zwei Titanschrauben im Schienbein. Aber alles der Reihe nach. Einmal von Kopf bis Fuß durch die Orthopädie, inspiriert durch diverse Verletzungsgeschichten.

EINMAL NASENKORREKTUR, BITTE

Eigentlich gehört die Nasenbeinfraktur nicht in das Aufgabengebiet eines Orthopäden, da es aber trotzdem um Knochen geht, bekommt sie gleich zum Start eine kleine Gastrolle. Um Jonas gebrochene Nase zu diagnostizieren, während sein Basketball-Match in voller Fahrt war, hätte es übrigens gar keinen Arzt gebraucht. Nicht mal einen Hobby-Mediziner. Schulter gegen Nase bei maximaler Laufgeschwindigkeit, kurzer lauter Knacks, starkes Nasenbluten und aus dem I in seinem Gesicht war ein perfektes C geworden. Also ab in die Notaufnahme, um ein Röntgenbild zu erstellen.

Obwohl Moment, wir müssen kurz über die verschiedenen Bildgebungsverfahren sprechen, die man in der Medizin so einsetzen kann. Denn: Bilder sind des Orthopäden beste Freunde. Nur so sieht er, was wirklich los ist im Körper. Leider kann man mit einem einzigen Verfahren nicht alles auf einen Blick darstellen, was diagnostisch nötig wäre, deshalb bekommst du jetzt einen kurzen Crashkurs in Radiologie. Keine Sorge, die Physik dabei lassen wir weg.

RADIOLOGIE FÜR ANFÄNGER

Die Röntgenaufnahme ist und bleibt der Klassiker der Radiologie. Nasenbeinbruch? Röntgen. Umgeknickt? Röntgen, später vielleicht noch eine MRT. Zahnaufnahme? Röntgen. Die Röntgenstrahlen durchdringen den menschlichen Körper und stellen sein Gewebe je nach Dichte unterschiedlich dar. Je dichter das Gewebe ist, desto weißer erscheint es auf dem Bild. Da Knochen aus dicht gepackter kalkhaltiger Substanz bestehen, sehen sie im Röntgenbild weiß aus. Ihre äußere Struktur kann auf diese Weise gut auf Brüche, Fehlstellungen, Fehlbildungen oder andere Defekte geprüft werden.

Bei der Computertomographie, kurz CT, werden im Vergleich zum Röntgen keine 2D-, sondern 3D- Aufnahmen erstellt. Man schiebt den Patienten in eine Röntgenröhre, dabei werden entsprechende Querschnitt-Bilder erstellt. Da diese Untersuchungsmethode eine schnell zu erzeugende und gute Übersicht des Körperinneren liefert, ist die Computertomographie ein Klassiker in der Notfalldiagnostik.

Jetzt haben wir eine Frage an dich. Weißt du, wofür MRT steht? Richtig, Magnetresonanztomographie oder Kernspintomographie. Dieses bildgebende Verfahren gehört ebenso zu den Lieblingstools des Orthopäden, da es im Gegensatz zum Röntgen auch Weichteile darstellen kann. Dazu gehören Bänder, Sehnen, Menisken, Knorpel und Bandscheiben, also alles, was gerne mal reißt oder zwickt.

Falls du unter Platzangst leidest, solltest du lieber vorsichtig mit deinem Bewegungsapparat umgehen, denn bei einer MRT musst du 15 bis 20 Minuten ganz still in einer Röhre liegen, die dabei noch sehr laute Geräusche macht. Dafür entfällt im

Vergleich zum Röntgen und CT die Strahlenbelastung für den Körper, da bei einer Kernspin-Untersuchung nicht mit Röntgenstrahlen, sondern mit Magnetfeldern und Radiowellen gearbeitet wird.

Wie ein kleinerer Bruch behandelt wird

Dein Arzt wird anhand des Röntgenbilds nicht nur die direkt betroffene Stelle genauer ansehen, sondern auch die umliegenden Knochen checken, um festzustellen, ob gegebenenfalls weitere Frakturen erkennbar sind. Zusätzlich wird er den Verletzungsbereich nach Knochenbruchstücken abtasten, sogenannten Krepitationen, und kann auf diese Weise bereits vor der Bildaufnahme eine sichere Diagnose stellen. Bei der Therapie kommt es auf die Art des Bruches an. Ist etwas verschoben oder nicht? Und wenn ja, eher nach hinten oder zur Seite? Sind, wie im Falle eines Nasenbruchs, die Nasenscheidewand und der Knorpel auch verletzt?

Nicht verschobene Brüche wachsen ohne operative Versorgung wieder gerade zusammen. Seitliche Verschiebungen kann man unter Narkose mit einem starken Daumendruck korrigieren. Nach hinten gerichtete Verschiebungen müssen mit einem besonderen Werkzeug angehoben und wieder in die richtige Position gebracht werden. Klingt spektakulärer als es ist, denn genau das wurde bei Jonas Nasen-OP auch gemacht. Der komplette Vorgang dauerte nur 60 Sekunden, mittlerweile ist die Nase wieder gerade. Allerdings nur fast, denn jetzt kommt der Twist: Bei der vorgestellten OP-Technik wird das Werkzeug durch die Nasenlöcher eingeführt, es muss also nicht geschnitten werden – das Ganze nennt sich „geschlossene Reposition“, eben weil die Nase „geschlossen“ bleibt. Allerdings kann damit nur der Knochen begradigt werden, Verletzungen am Knorpel bleiben außen vor. Interessanterweise bildet der Knorpel aber den größten Teil der Nase. Merkst du, wenn du dir selbst einmal an die Nasenspitze fasst und sie nach links und rechts bewegst. Schaut man also genau hin, sieht man Jonas Nase die nicht 100-prozentige Korrektur noch an. Fällt aber kaum weiter auf. Außerdem kommt es ja auf die inneren Werte an.

Ich hab Rücken

Du kennst es bestimmt auch: Dein Rücken wirkt irgendwie hart, es zwickt, du findest keine gute Position beim Schlafen. Die klassischen Rückenschmerzen sind ein Volksleiden, das schnell chronisch werden kann und die Lebensqualität der betroffenen Patienten über eine lange Zeit hinweg einschränkt. Im Gegensatz zu einem sauber gebrochenen Knochen ist es aber oft nicht einfach, hier eine klare Ursache auszumachen, denn der Großteil der Rückenschmerzen – bis zu 85 Prozent – sind unspezifisch. Es liegen also keine Schädigungen eines Organs oder des Bewegungsapparates vor. Meistens zwickt es im Bereich über dem Gesäß, dem Hoheitsgebiet der Lendenwirbelsäule. Du ahnst bestimmt schon, was jetzt kommt. Richtig, es wird wieder Zeit für einen Ausflug in die Anatomie, um die ganze Sache besser verstehen zu können.

Fast alles über die Wirbelsäule

Unsere Wirbelsäule bildet wortwörtlich das Rückgrat des Lebens. Sie besteht aus fünf verschiedenen Abschnitten mit insgesamt 32 bis 34 Wirbeln. Dabei sind die ersten 24 Wirbel frei beweglich, die unteren acht bis zehn jedoch verwachsen und nicht bewusst flexibel einsetzbar. Jetzt aber noch einmal genauer von oben nach unten: Den Anfang macht die Halswirbelsäule mit sieben Wirbeln. Wenn du auf einem ärztlichen Befund die Abkürzung C1-C7 liest, ist dieser Teil des Rückens gemeint. Darunter schließt sich die Brustwirbelsäule mit zwölf Wirbeln an. Die Geheimsprache hierfür lautet Th1 bis Th12. Jetzt kommt der häufigste Übeltäter, die Lendenwirbelsäule mit fünf Wirbeln – L1 bis L5. Darunter sitzt das Kreuzbein mit fünf verwachsenen Wirbeln, gefolgt vom Steißbein mit drei bis fünf ebenso miteinander verwachsenen Wirbeln.

Auch wenn die Wirbelsäule auf Röntgenaufnahmen von vorne betrachtet immer gerade aussieht, ist sie das in Wirklichkeit nicht. Die fünf Wirbelabschnitte bilden seitlich gesehen eine doppelte S-Form aus. Dieses Phänomen hat keinen ästhetischen Grund, sondern einen funktionellen, da die Erschütterungen der alltäglichen Bewegung so besser abgefedert werden können und der aufrechte Gang des Menschen auf diese Weise erst möglich wird. Wäre die Wirbelsäule schnurgerade, würde eine deutlich höhere Belastung auf den Bandscheiben liegen und diese dadurch schneller abgenutzt werden. Die Hals- und Lendenwirbelsäule ist nach vorne gekrümmt, man spricht fachlich von einer Lordose. Der Brust- und Sakralwirbelteil ist nach hinten gekrümmt, das nennt man Kyphose. Also eigentlich einfach zu merken: vorne – hinten – vorne – hinten.

Wir werden übrigens nicht mit dieser speziellen Wirbelsäulenform geboren. Ein frischgeborener Säugling hat zu Beginn noch eine gerade Wirbelsäue, die Krümmung der einzelnen Abschnitte entsteht erst durch erste Bewegungen und Druck auf das Rückgrat. Weltraumforscher haben herausgefunden, dass die Schwerkraft einen entscheidenden Anteil an der Doppel-S-Form hat, denn die fehlende Schwerelosigkeit im Weltraum führt dazu, dass die Wirbelsäule wieder in ihre ursprüngliche Form übergeht, die sie auch kurz nach der Geburt des Menschen hat. Die Astronauten werden im All durch die „Geraderichtung" um bis zu acht Zentimeter größer.

Wir können dir allerdings nicht empfehlen, diesen Trick anzuwenden, denn bei der Rückkehr auf die Erde staucht sich die Wirbelsäule wieder zusammen. Dieser Prozess führt zu einer überproportional hohen Quote von Rückenschmerzen bei Astronauten, die diesen Wechselwirkungen länger ausgesetzt waren.

Skoliose – krummer Rücken

Wenn wir schon bei gekrümmten Wirbelsäulen sind, müssen wir auch über Skoliose sprechen, immerhin leiden bis zu fünf Prozent der Bevölkerung an dieser Erkrankung. Hierbei verkrümmt sich das Rückgrat nicht nur nach vorne und hinten, sondern auch zur Seite. Je nach Ausprägung kann man diese Krümmung bei Patienten mit freiem Oberkörper relativ schnell an unterschiedlich hochstehenden Schultern erkennen, einem Beckenschiefstand und einem seitlichen Rippen-Buckel. Per Definition muss die seitliche Krümmung der Wirbelsäule für die Diagnose einer Skoliose mindestens 10 Grad im sogenannten Cobb-Winkel betragen (benannt nach dem US-amerikanischen Chirurgen und Orthopäden John Robert Cobb). Zusätzlich zur seitlichen Verschiebung kommt es zu einer Verformung und -drehung der Wirbelkörper.

Apropos Wirbelkörper, an dieser Stelle möchten wir uns einmal kurz bei ihnen bedanken, denn sie müssen jeden Tag unsere gesamte Körperlast tragen. Ihr habt bis jetzt wirklich einen guten Job gemacht! Die Wirbelkörper sorgen für die eigentliche Stützfunktion der Wirbelsäule. Dazu schützen sie das wertvolle Rückenmark, das sich im Spinalkanal innerhalb der Wirbelsäule befindet und als eine Art Vermittler zwischen Körper und Gehirn fungiert. Kommt es an der Stelle zu Verletzungen, ist die Signalübertragung gestört und bestimmte Areale des Körpers können nicht mehr angesteuert werden. Bei einer Verletzung der Rückenmarksnerven auf Höhe der Halswirbel sind meistens Arme, Rumpf und Beine von einer Lähmung betroffen. Liegt die Schädigung eine oder zwei Etagen tiefer in demjenigen Teil des Rückenmarks, der sich durch Brust- und Lendenwirbelsäule zieht, betrifft die Lähmung zwar die Beine, die Arme können aber weiter bewegt werden.

Zwischen den bewegliche Wirbelkörpern, also der Hals-, Brust- und Lendenwirbelsäule, liegen unsere 23 Bandscheiben. Eine Ausnahme gibt es, denn zwischen dem ersten und zweiten Halswirbel liegt keine Scheibe. Sei ehrlich, bei dem Wort denkst du direkt an einen Bandscheibenvorfall, oder?

Die Bandscheiben – bitte ohne Vorfall!

Deine Bandscheiben haben eine absolut sinnvolle Funktion. Sie sind die Stoßdämpfer deiner Wirbelsäule, die verhindern, dass die knöchernen Wirbelkörper direkt aneinanderreiben. Stell dir einen nassen Schwamm zwischen zwei Steinen vor. Wirkt Druck von oben nach unten, wird diese Belastung nicht komplett auf den unteren Stein übertragen, sondern durch die Beweglichkeit des Schwamms und das Herausdrücken von Flüssigkeit abgepuffert. Übertragen auf unsere Bandscheiben ist dieser „Schwamm“ im Inneren ein weicher Kern, der Gallertkern, der von einem elastischen Faserring umschlossen wird, und so eine Art Kissen zwischen den Wirbelkörpern bildet. Kannst du dir optisch wie ein gutes Spiegelei vorstellen, nur etwas dicker.

Im Alltag liegt bei jeder Bewegung dauerhafter Druck auf dem Schwamm, also der Bandscheibe, wodurch diese etwas dünner wird, sodass der Mensch im Laufe des Tages bis zu drei Zentimeter schrumpft. Aber keine Sorge, nachts regenerieren sich die Bandscheiben wieder und füllen sich mit neuer Flüssigkeit, um für den nächsten Tag gerüstet zu sein. Die Bandscheiben werden übrigens nur mittels Belastung und Entlastung ernährt. Klingt komisch? Es gibt keine Blutgefäße, über die Nährstoffe zu den Bandscheiben gelangen. Der Nachschub wird alleine durch nährstoffreiche Flüssigkeit aus der Umgebung sichergestellt.

Das bringt uns zum wahrscheinlich wichtigsten Satz dieses Kapitels: Die beste Ernährung für deine Bandscheiben sind Aktivität und Bewegung. Nur durch Wechseldrücken beim Laufen, Gehen und Co. können die schwammigen Kerne deiner Bandscheiben ausreichend neue Nährstoffe aufsaugen. Die effektivste Prävention vor eventuellen Schädigungen ist also schlicht und einfach Bewegung. Das lange Sitzen am Schreibtisch oder auf der Couch sorgt genau für das Gegenteil. Die Belastung ist in dem Fall monoton, wodurch keine bis wenig neue Nährstoffe in den Kern gezogen werden und der Abbauprozess der Bandscheiben fortschreitet. Damit das bei dir nicht passiert, solltest du dieses Buch jetzt 20 Minuten weglegen und ein paar Schritte draußen herumlaufen, auch wenn es uns schmerzt, diesen Satz als Autoren zu schreiben. Genau für solch aktive Denkanstöße soll dieses Buch jedoch sorgen.

Die Bandscheiben können allerdings auch die Ursache für spezifische Rückenschmerzen sein. Herzlich willkommen, lieber Bandscheibenvorfall! Dieser kann überall im Bereich der Wirbelsäule auftreten, meistens geht er allerdings von der Lendenwirbelsäule aus. In diesem Abschnitt ist der Druck des Körpergewichts auf die kleinen Pufferscheiben am höchsten. Besonders die beiden Bandscheiben zwischen dem Wirbel L4 und L5 und dem ersten Steißbeinwirbel sind verletzungsanfällig und führen zu den charakteristischen Symptomen – heftige Schmerzen im unteren Rückenbereich mit Ausstrahlung in die Beine oder Füße. Aber Achtung: Nur weil dein Rückenschmerz nicht ausstrahlt oder du vielleicht gar keinen hast, heißt es nicht, dass deine Bandscheiben alle intakt sind. Eine CT oder MRT können hier verlässlichen Aufschluss bringen.

Die Hauptursache für eine kaputte Bandscheibe ist wie so oft bei unserem Bewegungsapparat Verschleiß. Jahrelange Schwerstarbeit beim Abpuffern von jedem Schritt, den du tust, hinterlässt nun mal Spuren. Bei übergewichtigen Menschen ist diese Last noch größer, weshalb Bandscheibenvorfälle hier automatisch häufiger auftreten. Da wir gerade gelernt haben, dass die Bandscheiben einen Wechsel aus Be- und Entlastung brauchen, um an Nährstoffe zu kommen, ist Bewegungsmangel, wie gesagt, ein Risikofaktor. Gleiches gilt übrigens auch für schweres Heben.

Wichard: Apropos, Jonas, dein Thema, oder?

Jonas: Ertappt. Krafttraining kickt manchmal meinen medizinischen Sachverstand aus dem Rennen.

Wichard: Auch gut. Dann lernen wir von dir, wie man es NICHT machen sollte.

Jonas hat im Fitnessstudio schon die ein oder andere Bandscheibe schreien hören, wenn sein Ego mal wieder zu groß war und zu viel Gewicht mit zu wenig Technik bewegt wurde. Was passiert anatomisch, wenn die Bandscheibe schreit? Mit der Zeit verlieren sowohl Gallertkern als auch Faserring seine Elastizität und werden spröde. Du erinnerst dich, der Faserring stützt den dämpfenden Kern nach außen. Bilden sich hier kleine Risse, kann der Kern deiner Bandscheibe verrutschen und den Faserring sogar komplett durchbrechen. Diese Abweichung ist allerdings im Bauplan des Körpers nicht vorgesehen, jeder Zentimeter der Wirbelsäule ist bis ins kleinste Detail besetzt. Bricht der Gallertkern aus, entsteht ein Druck auf die umliegenden Nerven im Wirbelkanal und es kommt zu Schmerz, Kribbeln oder sogar Taubheitsgefühl.

Die gute Nachricht für alle Bandscheibenpatienten ist, dass nur zehn Prozent aller Fälle operiert werden müssen. Die stechenden Schmerzen verschwinden oft nach sechs Wochen mit Hilfe von Schmerzmitteln, Wärme und Physiotherapie wieder. Aufgrund der Nähe zu den wichtigen Nervensträngen des Rückenmarks sollte eine OP grundsätzlich gut überdacht werden. Damit du nach diesem Kapitel aber gar nicht erst in diese Situation kommst, solltest du deinen Bandscheiben schon heute einen Gefallen tun und dich ausreichend im Alltag bewegen.

Der Klassiker: unspezifischer Rückenschmerz

Ein Bandscheibenvorfall und Skoliose sind direkte Auslöser von Rückenschmerzen und gehören damit zu den spezifischen Rückenschmerzen. Aber Moment, am Anfang hieß es doch, die unspezifische Variante macht den viel größeren Teil der Beschwerdefälle aus. Warum reden wir hier dann die ganze Zeit über die anderen 15 Prozent? Ganz einfach, die Behandlung ist grundlegend ähnlich (du erinnerst dich: Wärme, Schmerzmittel, Physiotherapie).

Beim unspezifischen Kreuzschmerz ist keine direkt auslösende Ursache erkennbar und behandelbar, es geht also darum, die Symptome in den Griff zu bekommen. Halten die Schmerzen länger als 12 Wochen an, sprechen wir von chronischen Rückenschmerzen. Dabei landet der Patient oft in einem Teufelskreis aus Schmerz und Schonhaltung. Der Schmerz führt zu weniger Bewegung und Schonhaltung, was im Umkehrschluss durch Verspannungen und falsche Belastung wieder zu mehr Schmerzen führt. Um gar nicht erst in diesen Strudel zu geraten, gilt bei Rückenschmerzen also allgemein Bewegung statt Bettruhe. Eine starke Rückenmuskulatur ist der beste Freund deiner Wirbelsäule. Also dich kurz strecken und 15 Minuten bewegen.

MEISTERWERK KNIE

Erst vor kurzem musste Jonas' rechtes Knie im Überschwang der Sportbegeisterung wieder einmal leiden, genauer gesagt der rechte Innenmeniskus. Was macht dieser Meniskus eigentlich? Braucht man ihn überhaupt? Ins Deutsche übersetzt bedeutet der Begriff „mondförmiger Körper", haben wir also einen Mond im Knie? Optisch passt die Bezeichnung schon, denn die beiden Menisken liegen mit ihrer halbmondförmigen Gestalt als Knorpelscheibe zwischen dem Oberschenkelknochen und Unterschenkelknochen mitten im Kniegelenk. Der eine von ihnen befindet sich an der Innenseite des Knies und ist mit dem Innenband verwachsen, was ihn weniger beweglich und anfälliger für Risse macht (Innenmeniskus). Der andere liegt außen am Knie (Außenmeniskus). Durch seine bessere Beweglichkeit ist er noch einmal wichtiger für den Schutz des Kniegelenks und wird daher öfter genäht, um ihn dem Bewegungsapparat langfristig zu erhalten.

Warum der Meniskus eine feine Sache ist

Aber wofür liegen diese Monde denn jetzt im Knie? Um das zu verstehen, müssen wir uns das Kniegelenk als Ganzes anschauen. Es wird vom Oberschenkelknochen – dem Femur, dem Schienbein – Tibia und der Kniescheibe – Patella gebildet. Konzentrieren wir uns einmal auf das Gelenk zwischen Kniescheibe und Oberschenkel. Der Kopf des Oberschenkels ist rund, wohingegen der Kopf der Tibia eher gerade ist. Da hat wohl jemand beim Bauen des Körpers nicht ganz aufgepasst und musste nachträglich die beiden Menisken hinzufügen, damit die Bewegung zwischen den beiden Knochen auch stabil und reibungslos läuft. Auf diese Weise wird also eine Kongruenz hergestellt. Gleichzeitig puffern die beiden Menisken auch was das Zeug hält und verteilen die Krafteinwirkung von außen besser aufs ganze Knie. Reißt einer der beiden bei einer klassisch unkontrollierten Drehbewegung, heilt der Riss meistens nicht von alleine.

Leider gehören die Menisken wie die Bandscheiben zum schlecht durchbluteten Gewebe des menschlichen Körpers und werden primär durch Diffusion ernährt. Im Falle einer Verletzung bleiben die Meniskusränder bei Bewegungen des Knies oft im Gelenkspalt hängen und sorgen für Schmerzen und Einschränkungen. Auch wenn wir sonst immer sehr zurückhaltend mit solchen Empfehlungen sind, macht eine Operation eines Meniskusrisses oft Sinn, besonders wenn es darum geht, wieder sportliche Höchstleistungen zu bringen. Flattern dir beim Sprint durchgehend Rissränder im Gelenk herum, wirst du wahrscheinlich keinen neuen Rekord im 100-Meter-Sprint aufstellen, sondern eher nach der Hälfte aufgeben. Die Operation wird minimalinvasiv mit zwei kleinen Schnitten rechts und links unterhalb der Kniescheibe durchgeführt und dauert maximal 30 Minuten. Befindet sich der Riss in der noch durchbluteten „roten Randzone“, kann der Meniskus genäht werden und die Funktion bleibt erhalten. Im anderen Fall muss der verletzte Teil entfernt werden, die Pufferfunktion fällt damit auf der operierten Seite weg.

Das Kreuz mit dem Kreuzband

Das Knie wird aber nicht nur durch die Menisken stabilisiert, sondern auch durch einen sehr komplexen Bandapparat. Schon mal was von den Kreuzbändern gehört? Bestimmt. Ihr Name ist Programm: Die beiden Kreuzbänder verlaufen zentral im Knie, und zwar schräg zwischen Oberschenkel und Unterschenkel. Das vordere Kreuzband stabilisiert das Kniegelenk nach vorne und sorgt dafür, dass das Schienbein nicht frontal ausbricht, während das hintere Kreuzband den Bewegungsapparat nach hinten absichert.

Diese Funktion lässt sich schnell und einfach testen. Das Durchbewegen von Gelenken ist in der Orthopädie übrigens neben der Bildgebung das zweite wichtige Werkzeug des Arztes. Bei den Kreuzbändern greift der sogenannte Schubladen-Test. Wie immer ist der Name Programm: Dabei wird geprüft, ob das Schienbein wie eine Schublade nach vorne und hinten gezogen werden kann. Spoiler, das sollte anatomisch bei intakten Kreuzbändern definitiv nicht möglich sein. Der liegende Patient bringt sein Knie in 90-Grad-Stellung, der Arzt umfasst den Unterschenkel. Die Zeigefinger liegen in der Kniekehle, die beiden Daumen unterhalb der Kniescheibe. In dieser Position zieht er den Unterschenkel erst nach vorne, um das vordere Kreuzband zu testen und dann nach hinten um das hintere Kreuzband zu checken. Keine Sorge, eine unnatürliche Verschiebbarkeit würdest du sogar im Selbsttest merken. Immer eine gern gesehene Einlage auf Familienfeiern, denn mit medizinischem Wissen kannst du in der Regel elegant punkten. Der Schubladentest kommt übrigens regelmäßig im Profisport zum Einsatz: Immer dann also, wenn ein Spieler mit Knieverletzung am Boden liegt und der Mannschaftsarzt an dessen Schienbein zieht, weißt du künftig, was Sache ist. P.S.: In der Regel ist übrigens das vordere Kreuzband betroffen

Aller guten Dinge sind sechs: Innen- und Außenband

Vier stabilisierende Strukturen des Knies kennen wir jetzt, zwei fehlen noch. Du merkst beim Lesen wahrscheinlich schon, wie komplex dieses Gelenk aufgebaut ist. Den Abschluss bilden ein Innen- und ein Außenband. Diese beiden Seitenbänder verhindern, dass das Knie seitlich wegbricht, sie sind quasi das Pendant zur Stabilisierung der Kreuzbänder nach vorne und hinten.

Das Innenband ist durch seine Verwachsung mit dem Meniskus und der Gelenkkapsel anfälliger für Risse. Das dünnere Außenband liegt stattdessen frei über dem Kniegelenk und verbindet den Oberschenkelknochen mit dem zweiten Knochen des Unterschenkels, dem Wadenbein. Risse entstehen hier meistens durch Sportunfälle. Scheinbar ist was dran am Satz „Sport ist Mord“. Die meisten Seitenbandverletzungen werden allerdings konservativ behandelt und landen nicht direkt auf dem OP-Tisch.

Zu guter Letzt: Arthrose

Bevor wir das Kniekapitel abschließen, müssen wir leider noch ein böses Wort benutzen, vor dem wir uns bisher gedrückt haben: Arthrose. Allein das Schreiben tut schon weh. Arthrose beschreibt eine schmerzhafte Gelenkerkrankung durch eine irreversible Schädigung des Knorpels im Gelenk. Auf Deutsch übersetzt, ist Arthrose die Folge eines entweder altersbedingten oder durch Verletzung entstandenen Verschleißes im Gelenk. Der Knorpel liegt als Reibungsschicht zwischen zwei knöchernen Partnern im Gelenk auf. Baut sich diese Schicht ab, spricht der Mediziner von Knochenglatze (schon wieder kein schönes Wort). Bei jeder Bewegung des Gelenks reiben die beiden Knochen nun direkt aneinander. Das führt neben Schmerzen und Bewegungseinschränkungen auch regelmäßig zu Entzündungen. Je nach Stadium der Arthrose wird schmerzlindernd gearbeitet. Der Ersatz des Gelenks durch eine Prothese ist das letzte Mittel der Wahl. 2019 wurden in deutschen Kliniken 194.000 künstliche Kniegelenke eingebaut. Drücken wir Jonas an dieser Stelle die Daumen, dass er sein eigenes Knie noch lange benutzen kann, um weiter Basketball zu spielen. Auch wenn er scheinbar nicht lernfähig ist, hast du jetzt hoffentlich das ein oder andere über das Meisterwerk „Knie“ erfahren.

WENN DER FUSS BLAU WIRD

Wir sind jetzt fast am Ende unserer kleinen orthopädischen Reise angekommen. Aber erst fast, eine Sache fehlt noch in unserem Basiscoaching. Falls du eine Fußphobie hast, musst du jetzt stark sein, deshalb fassen wir uns auch kurz. Versprochen. Vielleicht hast du den klassischen Bänderriss schon mal bei dir oder bei Freunden erlebt, beziehungsweise seine Auswirkungen beobachten können. Der Fuß ist durch eine elefantöse Grazilität gekennzeichnet, Schuhe werden an den Folgetagen erstmal nicht passen. Um die Schwellung optisch perfekt zu machen, kommt es häufig zu einem großflächigen Bluterguss, da bei der Verletzung kleine Hautgefäße gerissen sind. Von genau diesem Zustand konnte Jonas im Laufe seiner Basketball-Laufbahn schon mehrere atemberaubende Fotos machen.

Derartige Verletzungen entstehen immer durch ein klassisches Supinationstrauma, also durch das Umknicken des Fußes nach außen, meistens verbunden mit dem Riss eines Außenbandes. Tatsächlich machen Außenbandrisse im Fuß ungefähr 20 Prozent aller Sportverletzungen aus.

Das Sprunggelenk teilt sich in ein oberes und ein unteres Sprunggelenk auf, das seitlich jeweils durch einen Bandapparat stabilisiert wird. Das klassische Umknicken führt in der Regel – bei 85 Prozent – zu einer Verletzung des vorderen Außenbands im oberen Gelenk, das den Fuß mit dem Unterschenkel verbindet. Insgesamt gibt es drei Außenbänder im oberen Sprunggelenk: das Ligamentum fibulotalare anterius, das Ligamentum fibulotalare posterius und das Ligamentum fibulocalcaneare. Keine Sorge, die Namen musst du dir nicht merken. Außer du möchtest beim nächsten Facharztbesuch glänzen, dann solltest du wissen, dass die Verletzung sehr wahrscheinlich im Ligamentum fibulotalare anterius liegt. Ein bisschen Angeberwissen schadet nie.

Ein weiteres klassisches Symptom eines Außenbandrisses ist die Druckempfindlichkeit im Bereich unterhalb des Außenknöchels. Wenn du außerdem beim direkten Drücken auf den Knöchel Schmerz empfindest, kann eine zusätzliche Verletzung entstanden sein.

In der Klinik wird der Orthopäde deinen Fuß röntgen. Jetzt müsstest du kurz skeptisch gucken. Am Anfang des Kapitels haben wir doch gesagt, dass Weichteilgewebe wie Bänder nur mit Hilfe einer MRT beurteilbar sind. Warum dann Röntgen? Zählt das schon als Kunstfehler? Keine Sorge, das Röntgen macht trotzdem Sinn, um sicherzugehen, dass nicht zusätzlich zum Bänderriss noch ein Bruch im Gelenk vorliegt. Genau das ist Jonas zuletzt mit 19 passiert, weshalb er jetzt die am Anfang angesprochenen zwei Schrauben im Schienbein hat. Eine MRT wird heutzutage eher nicht mehr gemacht, da Bänderrisse in der Regel konservativ ohne OP, dafür mit Schiene und Ruhigstellen behandelt werden.

Und damit: Herzlichen Glückwunsch, du hast den Schnelldurchlauf durch Jonas' Verletzungsgeschichte erfolgreich absolviert und auf dem Weg vielleicht noch das ein oder andere über das Handwerk Orthopädie und deine Gelenke gelernt. Verstehst du jetzt, was uns an diesem Fach so fasziniert?

ERSTE HILFE BEIM BÄNDERRISS

Falls du dir das vordere Außenband wirklich einmal durch Umknicken verletzten solltest, hast du Pech gehabt. Wie bitte? Richtig gelesen, die PECH-Regel ist nämlich ein guter Merksatz für Erste-Hilfe-Maßnahmen in so einem Fall.

- P steht für Pause: Nach schwerem Umknicken nicht die Zähne zusammenbeißen und vor deinen Freunden hart wirken, damit verschlimmerst du das Trauma womöglich nur. In der Regel wirst du sowieso Probleme beim Auftreten haben, weil das obere Sprunggelenk samt Bändern für das Heben und Senken des Fußes zuständig ist. Allerdings nur in intaktem Zustand.

- E steht für Eis: Kühlende Maßnahmen wie Eisspray oder kalte Kompressen können den kommenden Bluterguss und die Schwellung abschwächen.

- C steht für Compression: Die Kompression der betroffenen Gelenkseite kann die Blutzufuhr durch Druck reduzieren und dadurch das Anschwellen verlangsamen.

- H steht für Hochlagern: Legst du den Fuß hoch, fällt die Einblutung weniger stark aus und sowohl Bluterguss als auch Schwellung werden reduziert.

Also, bei der nächsten Sportverletzung an PECH denken – und dir selbst damit Gutes tun.

KAPITEL 8

Einmal auf die faule Haut legen – von wegen!

Alles über das vielseitigste Organ, das wir haben

Wichard: Warst du in deinem Leben eigentlich schon mal richtig braun?

Jonas: Sehr witzig. Du hast echt Humor.

Wichard: Ne, sag mal. Du achtest doch sonst auf alles Ästhetische. Fitnessstudio, alle zehn Tage Friseur. Da stand Braunwerden doch bestimmt auch schon auf der Liste.

Jonas: Und wie soll ich das bitte anstellen?

Wichard: Gibt wohl nur eine Möglichkeit …

Jonas: Und die wäre deiner Meinung nach?

Wichard: Hauttransplantation.

Jonas: O.k., Wichard, danke für den Tipp. Aber die Haut kann ja noch so viel mehr, außer braun zu werden.

Wichard: Stimmt von Sonnenschutz bis Temperaturregulation und noch viel mehr hat sie so einiges drauf. Sie ist eben eine echte Allrounderin.

„Was ist eigentlich unser größtes Organ?", lautete eine der ersten Fragen im Anatomie-Kurs an der Uni. Kurz mal im Kopf durchgegangen, welche Möglichkeiten es überhaupt gibt. Wie groß ist so eine Leber eigentlich? Oder könnte es der Darm sein? Na klar, Antwort eingeloggt. Kurzes Schmunzeln des Dozenten, dann ein Wort, das für Überraschung sorgte: FALSCH. Wie? Was soll es denn sonst sein? Herz, Lunge und Nieren sind ja wohl nicht so groß. Stimmt, aber ein Organ gerät schnell mal in Vergessenheit, obwohl wir es im Gegensatz zu den anderen jeden Tag sehen können: unsere Haut. In Wahrheit ist sie nicht nur das größte Organ des Menschen, sondern auch das vielfältigste. Höchste Zeit diesem Allrounder die verdiente Anerkennung zu schenken.

EINE ECHTE ALLESKÖNNERIN

Fangen wir mit den harten Fakten an. Unsere Haut bedeckt je nach Größe ungefähr eine Fläche von 1,8 Quadratmetern. Dabei bringt sie auch noch Einiges auf die Waage, je nach Größe können das bis zu zehn Kilogramm sein. Damit hat sie sich gleichzeitig auch den Titel „schwerstes Organ des Menschen" verdient. Doch was kann unsere Haut eigentlich? Du bekommst jetzt das Wissen aus etlichen Anatomie-Vorlesungen komprimiert in ein paar Sätzen vermittelt, damit wir eine ähnliche Basis haben.

Mach dir mal kurz bewusst, dass wir in diesem ganzen Kapitel über ein Organ mit durchschnittlich 1,3 Millimetern Dicke sprechen. In dieser Mini-Schicht spielt sich alles ab: von Immunabwehr über Schweißproduktion bis zur Melaninbildung gegen Sonnenstrahlen. Aber die Haut ist nicht überall gleich. Nimm dir mal drei Sekunden Zeit und überlege, wo du besonders dicke hast. Richtig, an Händen und Füßen ist sie schon deutlich robuster als rund um die Augen – man merkt also wieder, dass der Bauplan unseres Körpers durchaus einen Sinn hat, denn nicht alle Stellen sind der gleichen Belastung ausgesetzt. Die Redensart „eine dicke Haut haben", wenn einen nichts aus der Ruhe bringt, trifft beim männlichen Geschlecht übrigens auch anatomisch zu, denn hier ist sie wirklich etwas dicker als bei Frauen.

Drei-Schicht-Modell

Da wir möchten, dass du am Ende mit medizinischem Fachwissen glänzen kannst, gehts jetzt rein in die Anatomie. Unsere Haut besteht aus drei Schichten, der Oberhaut oder Epidermis, der Lederhaut oder Dermis und der Unterhaut oder Subcutis. Fahren wir mit einem imaginären Aufzug einmal in die Tiefe und schauen uns an, was auf den einzelnen Etagen so los ist.

Ganz oben ist das Eindringen am problematischsten, denn die Epidermis bildet einen wehrhaften Schutzwall der Außenwelt gegenüber. Und das ist auch gut so. Sie besteht zu ungefähr 90 Prozent aus einer Hornschicht, einem verzahnten Komplex aus abgestorbenen Hautzellen, den Keratinozyten, auf denen sich wiederum eine Reihe Mikroorganismen ansiedeln. Insgesamt zehn Schichten solch abgeflachter Zellen reihen sich hier übereinander und erfüllen durch ihre spezielle Anordnung auch nach Ende ihrer jeweiligen Lebensdauer von ungefähr 28 Tagen mit die wichtigste Funktion der Haut: Schutz nach außen. Ohne diesen Schutzschild wäre unser Immunsystem komplett überfordert mit all den Keimen und Einflüssen, die ungehindert auf unseren Körper einströmen.

Keratinozyten sind im Grunde die wahren Helden unserer Haut, denn sie erfüllen vor ihrem Abflachen zum eben genannten Schutzschild auch noch weitere Aufgaben. Dazu gehört die Produktion von Vitamin D3 aus UV-Licht, einem essenziell wichtigen Hormon für unseren Körper. Die bräunebildenden Melanozyten sitzen ebenfalls in der Oberschicht, dazu aber später mehr.

Wenn du das nächste Mal also mit einem Hobel an deinen Füßen zugange bist, halte kurz inne und gönne der Hornhaut den Respekt, den sie und ihre Zellen für ihren unermüdlichen Einsatz verdienen.

Eine Etage tiefer landen wir in der Lederhaut, die dem ein oder anderen garantiert schon ein paar schlaflose Nächte beschert hat. Diese Schicht bestimmt nämlich, wie glatt unsere Haut noch im Alter aussieht und wann die ersten Falten kommen. Hier sitzen Kollagenfasern, die körpereigene Hyaluronsäure, Elastin und Fibrillin. Das Kollagen sorgt für die Zugfestigkeit der Haut, während Elastin und Fibrillin der Haut eine gewisse Flexibilität und Dehnungsfähigkeit geben. Also in Summe eine Schicht von Fasern, die die komplette Struktur und Beweglichkeit der Haut bestimmen.

Die Versorgung der Haut wird in der untersten Schicht, der Subcutis sichergestellt. Hier verlaufen Blutgefäße und Nervenendigungen, liegen unsere Airbags in Form von Fettpolstern und sitzen eine Vielzahl von Immunzellen zur Abwehr von Erregern, die es doch so weit nach unten geschafft haben. Die Nervenendigungen registrieren Kälte, Wärme, Druck und Reibung aus darauf spezialisierten Zellen der beiden oberen Schichten und leiten diese Informationen direkt an das Gehirn weiter.

Die Fettzellen in der Subcutis wirst du sicherlich am Strand schon mal verflucht haben, allerdings setzt unser Körper sie tagtäglich für Funktionen ein, die wir gar nicht bewusst wahrnehmen. Der naheliegendste Effekt ist die Energiebereitstellung in kritischen Nahrungslagen. Zugegeben lässt diese Relevanz in einer Zeit von 24h-Supermärkten und Lieferando immer mehr nach, aber vor ein paar tausend Jahren konnte die Versorgungsspanne zwischen zwei erlegten Mammuts schon mal sehr lang werden. Gleichzeitig bilden die Adipozyten einen Wärmespeicher und erfüllen noch dazu eine Art Stoßdämpferfunktion für unsere Gelenke sowie bei eventuell auftretenden Verletzungen.

VOLLE FLEXIBILITÄT GARANTIERT

Das Wunderwerk Haut passt sich immer deiner aktuellen Lebenslage an, egal auf welche verrückte Idee du gerade wieder kommst. Im Winter die körpereigenen Wärmespeicher aka Fettzellen mit etwas mehr Snacks versorgen als sonst? Kein Problem, die Haut wächst mit. Im Sommer schnell eine Diät machen, um am Strand doch noch mit Sixpack in bester Baywatch-Manier aufzulaufen? Easy, dann schrumpft die Haut eben wieder. Eine

Familie mit vier Kindern ist dein Traum (und dadurch auch vier Schwangerschaften)? Die Haut macht mit.

Je nach Ausmaß der Zu- und Abnahme deines Körperumfangs können allerdings Dehnungsstreifen zurückbleiben. Dabei handelt es sich um narbenartige Veränderungen im Bindegewebe der Haut, die meistens als unangenehm empfunden und kaschiert werden. Deshalb hier unsere Message für dich: Dehnungsstreifen sind eine ganz normale Reaktion deiner Haut darauf, ob sie sich gerade ausdehnen muss oder eben wieder zusammenzieht. Und somit nichts, wofür du dich zu schämen brauchst. Von Bodybuildern über Schwangere oder schnell wachsende Jugendliche in der Pubertät – alle können sie haben. Je nach Farbe des Dehnungsstreifen erkennst du, mit welchem Stadium du es zu tun hast. Die klassischen weißen Streifen verweisen auf einen chronischen Zustand und sind damit auch schwerer zu behandeln. Die akute Form sieht rötlich aus und zeigt einen gerade eintretenden Riss der elastischen Fasern in deiner Haut an – du erinnerst dich, diese sitzen in der Lederhaut. Hier können Präparate mit Hyaluronsäure und dem Wirkstoff Tretinoin die Narbenbildung noch abmildern. Der Dermatologe behandelt in der Regel mit Lasertherapie oder Mikrodermabrasion, das muss allerdings aus eigener Tasche bezahlt werden.

WAS RIECHT DENN HIER SO?

Nicht alles, was unsere Haut tagtäglich für uns leistet, empfinden wir auch als angenehm. Kennst du das? Verschlafen, überhastet aus dem Haus gestürzt und verschwitzt im Büro angekommen? Die Schweißflecke unter den Achseln sind auch nicht zu übersehen? Dahinter steckt ein vollkommen natürlicher Vorgang deines Körpers, um seine Temperatur konstant bei 37 Grad zu halten. Sobald das Gehirn eine Abweichung registriert, werden die Schweißdrüsen der Haut aktiviert, um den Soll-Status wiederherzustellen. Durch das Verdunsten des Schweißes auf der Haut entsteht ein physikalischer Kühlungseffekt. Der nasse Rücken nach dem Sprint ins Büro ist also „nur“ die Reaktion des

Körpers auf die sportliche Höchstleistung vorher. Aber es wird dir in der Situation wahrscheinlich eher schwerfallen, das entsprechend zu würdigen.

Wichard: Jonas, du als Kraftsportler bist doch eigentlich der geborene Experte zum Thema Schweiß.

Jonas: In der Tat, hier kann ich mitreden. Los geht's mit einem kleinen Coaching.

Schweiß ist nicht gleich Schweiß, denn es gibt zwei verschiedene Arten von Drüsen, die ihn produzieren: ekkrine und apokrine. Glaub mir, ich hätte gern schon öfter in meinem Leben zumindest auf letztere verzichtet. Die apokrinen Drüsen haben nämlich eine besondere Fähigkeit: das Absondern von Pheromonen. Leider handelt es sich hierbei nicht um die Art von Duft, die generell und uneingeschränkt anziehend auf das andere Geschlecht wirkt. Diese Drüsen sind der Übeltäter, wenn die Krankenschwester morgens als Erstes mit dem Spruch „Das ist aber ein ordentlicher Pumakäfig hier" das Fenster in einem Mehrbettzimmer aufreißt, in dem drei Kerle liegen.

Auf einer Kinderstation würde dieser Satz nicht fallen, denn die Duftdrüsen nehmen erst mit der Pubertät ihre Arbeit auf. Jetzt kommt der Twist. Schweiß alleine ist geruchsneutral und besteht zu 99 Prozent aus Wasser mit Spurenelementen und Mineralstoffen. Bestimme Bakterien sind allerdings große Fans unseres Schweißes und sorgen nach entsprechender Interaktion für den einmalig unverkennbaren Geruch, den du jetzt hoffentlich nicht in der Nase hast. Dabei sitzen die apokrinen Duftdrüsen nur in bestimmten Körperregionen, die du dir jetzt bestimmt schon denken kannst. Genau: im Achsel- , Scham, Anal- und Brustwarzenbereich.

Die ekkrinen Drüsen sind im Vergleich dazu über den ganzen Körper verteilt, verursachen aber keine unangenehmen Gerüche. Das kannst du gerne überprüfen, indem du nach einem Workout einmal an den Schweißperlen auf deinem Handrücken riechst. Wie viel ein Mensch schwitzt, ist individuell und hängt von mehreren Faktoren ab. Ich gehöre selber zu dem Typ, der im Fitnessstudio ein Gewicht nur kurz angucken muss und dabei schon eine schweißnasse Stirn bekommt. Soweit nicht tragisch. Es gibt aber auch Fälle, bei denen übermäßige Schweißproduktion von mehreren Litern pro Tag (!) den Alltag erheblich einschränkt und damit schnell zum Problem wird – der Mediziner spricht in dem Fall von Hyperhidrose. Die gute Nachricht für alle Betroffenen: Es gibt Lösungen. Angefangen mit Kleidung aus Naturfasern über Salbeibäder oder Tabletten bis hin zu weiteren speziell abgestimmten Behandlungsmethoden gibt es stufenweise Möglichkeiten, der belastenden Situation entgegenzuwirken. Falls Übergewicht der Auslöser sein sollte, kann auch eine Diät sehr erfolgversprechend sein. Es muss also nicht immer gleich ein Arzt „ran“.

BRÄUNE IST GESUND. ODER VIELLEICHT DOCH NICHT?

Sonne spielt eine wichtige Rolle für unsere Gesundheit, denn sie ist essenziell für die Bildung von Vitamin D. Dabei ist der Name „Vitamin“ etwas irreführend, streng genommen handelt es sich nämlich um ein Hormon, das eine entscheidende Rolle im Knochenstoffwechsel und Immunsystem spielt. Davon ganz abgesehen sorgt Sonne natürlich auch für gute Laune.

Doch sie kann auch eine Menge Schaden anrichten. Nicht umsonst heißt es: Eine Haut, die sich bräunt, wehrt sich. Die Aussage „gesunde Sonnenbräune“ ist also in sich bereits widersprüchlich.

Wichard: Jonas, erzähl doch mal von deinem USA-Urlaub.

Jonas: Oh ja, ich spüre es beim Schreiben gerade wieder im Schienbein.

Weil ich auf dem Weg zum Strand zu spät dran war, habe ich beim Eincremen meine Beine übersprungen, hatte ja sowieso Shorts an. Clever, Jonas! Du wirst mal ein guter Arzt. Zehn Stunden später gab es die Quittung inklusive knallrotem Schienbein, leichten Bläschen, 400er Ibuprofen und einer ganzen Tube Aloe-Vera-Gel. Den restlichen Urlaub konnte ich nur noch mit langer Hose bei 35 Grad durch Miami laufen.

Was ich gerade beschrieben habe, war eine Verbrennung zweiten Grades. Richtig gehört. Eine richtige Verbrennung, wie die durch kochendes Wasser oder Feuer. Die meisten Sonnenbrände sind Verbrennungen ersten Grades: Schmerzhafte Hautspannung, Juckreiz und Schwellung kennt jeder von uns. Kommt die Blasenbildung dazu, ist bereits ein Arztbesuch empfehlenswert. Damit es bei dir in Zukunft nicht so weit kommt, steigen wir jetzt voll ins Thema ein, aber natürlich gut eingecremt mit Lichtschutzfaktor 50.

UV-A und UV-B: Was ist was?

Nicht alle Sonnenstrahlen sind gleich. UV-A- und UV-B-Strahlen dringen aufgrund ihres Energielevels unterschiedlich tief in die Haut ein. Die Schuld an meinem Urlaub in langer Hose liegt neben meiner eigenen Nachlässigkeit eindeutig bei den UV-B-Strahlen. Sie sind der energiereichere Strahlungstyp, der bis in die Oberhaut eindringt und zu einem Gesundheitsboost durch das Ankurbeln der Vitamin-D-Produktion führen kann. Allerdings sind sie auch der Hauptübeltäter bei Sonnenbrand. Mit der Eselsbrücke UV-B(-rand) vergisst du das garantiert nie wieder. Die UV-A-Strahlen dringen tiefer in die Haut ein, verursachen in hoher Dosis auch einen Sonnenbrand, sind aber vor allem der hauptverantwortliche Faktor für den Alterungsprozess der Haut. Zum Glück gibt es in der Medizin für alles Eselsbrücken, also natürlich auch hier – UV-A(lt). Beim tieferen Eindringen bis in die Lederhaut entstehen freie Radikale und es kommt zu strukturellen Veränderungen des Kollagens und Elastins, also des Bindegewebes. Dadurch entstehen Falten, die Haut altert vorzeitig, womit eine ganze Industrie jedes Jahr Milliarden verdient. Mindestens die Hälfte davon sollte die Sonne als Provision bekommen.

Dass UV-A-Strahlung nicht auf so direktem Weg zum Sonnenbrand führt wie UV-B-Strahlung, heißt nicht, dass sie nicht weniger gefährlich ist. Hautkrebs kann auch durch ein Zuviel an UV-A-Strahlung entstehen. Dieser Prozess geht oft schleichend vor sich, ohne dass wir uns des Risikos bewusstwerden, das durch den x-ten Sonnenbrand entsteht. Übrigens schützt nicht jede Sonnencreme automatisch vor UV-B- und UV-A-Strahlen: Achte beim nächsten Mal bewusst darauf, dass der UV-A-Schutz auch explizit auf der Packung aufgeführt ist.

Mit einem Mythos müssen wir an dieser Stelle unbedingt aufräumen. Drei Monate vor dem nächsten Mallorca-Urlaub im Solarium vorzubräunen, schützt die Haut nicht vor Sonnenschäden am Strand. Wie schon gesagt: Eine Haut, die sich bräunt, wehrt sich. Selbst wenn die Haut durch vermehrte Melanin-Produktion mit der Zeit einen Bräune-Schutzschild bildet und etwas weniger anfällig für Sonnenbrand wird, können die Zellveränderungen auch direkt unterm Solarium angestoßen werden. Die WHO stuft Sonnenstudios neben Tabak und Asbest in Kategorie eins der krebserregenden Stoffe ein. Also doch lieber das Geld in eine Tagescreme mit Lichtschutzfaktor als ins Solarium investieren.

DIE HAUT – EINE FRAGE DER GENE

Wie dunkel unsere Haut auf natürliche Art werden kann, ist in unserer DNA verankert. Genauer gesagt bestimmt das Erbgut, wie melaninhaltig die Haut ist und damit, wie effektiv der Mensch vor UV-Strahlung und daraus resultierenden DNA-Schäden geschützt ist. Du kannst dir die Melanozyten in der Haut bildlich wie viele kleine Soldaten mit je einem Schild vorstellen, die den Körper vor dem Einschlag der Sonnenstrahlen schützen. Je mehr es gibt, desto weniger Strahlung kommt durch und kann das Erbgut potenziell verändern. Es stimmt also, dass dunkle Typen besser vor Sonnenbrand und auch vor Melanomen, also schwarzem Hautkrebs, geschützt sind. Wie lange die Eigenschutzzeit deiner Haut ist und zu welchem Hauttyp du gehörst, finden wir jetzt zusammen raus. Es gibt sechs verschiedene Klassen, die bereits 1975 definiert wurden und heute immer noch gelten:

- Hauttyp 1: rotblondes Haar, helle Augen, Sommersprossen, kürzeste Eigenschutzzeit von nur 10 Minuten.
- Hauttyp 2: sehr empfindliche Haut, oft Sommersprossen, nur langsame Bräunung, helles bis braunes Haar, Eigenschutzzeit von 20 Minuten, dabei ist ein regelmäßiger Sonnenbrand keine Seltenheit.
- Hauttyp 3: einfachere bis mittlere Bräunung, tendenziell braune Haare, mittelhelle Haut, Eigenschutzzeit von 30 Minuten, keine Sommersprossen.
- Hauttyp 4: wenig empfindliche Haut und schnelle Bräunung, dunkle Augen, braunes bis schwarzes Haar, selten Sonnenbrand, Eigenschutzzeit 45 Minuten.
- Hauttyp 5: dunkle Haut, dunkle Augen, schwarzes Haar, selten Sonnenbrand, Eigenschutzzeit 60 Minuten.
- Hauttyp 6: schwarze Haut, schwarzes Haar, fast nie Sonnenbrand, Eigenschutzzeit 90 Minuten.

Jetzt kennst du deine Eigenschutzzeit, woher aber sollst du wissen, welche Sonnencreme du brauchst? Wie hängt der Lichtschutzfaktor mit dem Ganzen zusammen?

Die grundlegende Rechnung ist erstmal relativ einfach: Lichtschutzfaktor x Eigenschutzzeit der Haut = Schutz der eingecremten Haut vor der Sonne. Jonas zum Beispiel verwendet immer Sonnencreme mit LSF 50, das bedeutet bei ihm also in der Theorie: 20 Minuten Eigenschutzzeit x LSF 50 = 1000 Minuten Schutz vor der Sonne. Oder anders ausgedrückt 16,6 Stunden risikofrei in der prallen Sonne liegen. Wenn er darauf jedoch in der Praxis vertrauen würde, würde seine Haut im Sommer wahrscheinlich ausschließlich Blasen werfen.

Der Test des Lichtschutzfaktors einer Sonnencreme findet im Labor auf einem Objektträger statt, bei dem analysiert wird, wie viel UV-Strahlung nach einer bestimmten Zeit den Schutzschild durchdringen kann. Dafür werden zwei Milliliter Sonnencreme pro Quadratzentimeter aufgetragen, was wahrscheinlich selbst der paranoideste Sonnenanbeter am Strand nicht machen würde.

Der Schutzeffekt der Sonnencreme wird außerdem noch von Wasser eingeschränkt. Wer im Sommer schwitzt – also fast jeder – oder gern mal eine kleine Abkühlung sucht, sollte der angegebenen Schutzwirkung also nicht wirklich vertrauen. Auch wenn wasserfest draufsteht, ist oft nicht wirklich wasserfest, sondern eher „ein bisschen bleibt noch übrig" drin. Auch hier finden die Produkttests leider nicht unter realen Alltagsbedingungen statt. Sprich, ins Becken springen, abtrocknen oder Football im Pool spielen sind nicht mitberücksichtigt.

Keine Sorge, das heißt nicht, dass du nach einer sportlichen Höchstleistung im Meer den restlichen Tag im Schatten verbringen musst, eingehüllt in Handtücher und mit Sonnenhut bis zum Kinn. Wenn du durch dieses Kapitel aber ein neues Bewusstsein für das Thema Sonne und Bräune entwickelt hast, haben sich unsere Erklärungen schon gelohnt. Jonas cremt sich auch künftig seine Schienbeine ein. Hand drauf!

MUSS DAS GENÄHT WERDEN?

Genau diese Frage hatte Jonas letztes Jahr plötzlich auf seinem Handy. Inklusive etlicher verpasster Anrufe einer Nummer, die er selber nicht kannte. Dazu gab es noch einige sehr detaillierte Bilder einer eher tiefen Schnittwunde am Daumen, die definitiv schon länger hätte versorgt werden müssen.

Wie sich dann herausstellte, hatte einer seiner Freunde seinen Kontakt wiederum an einen Bekannten weitergegeben, der lieber erstmal bei Whatsapp einen „Fast-Arzt" fragte – damals noch drei Jahre vom Ziel entfernt – als zu einem „richtigen" oder in die Notaufnahme zu gehen. Klingt vielleicht nach dem einfacheren Weg, ist bei einer relativ akuten Wundversorgung aber nicht besonders schlau. Das Zeitfenster, in dem das Nähen der Wunde noch möglich gewesen wäre, war zum Zeitpunkt, an dem die Nachricht abgerufen wurde, nämlich schon verstrichen.

Damit dir beim nächsten Mal nicht das Gleiche passiert, schauen wir uns jetzt einmal an, wie Wundversorgung richtig geht. Wann reicht das Dino-Pflaster, wann muss geklebt, genäht oder gleich ganz amputiert werden? Okay, am Ende haben wir etwas übertrieben.

Die meisten Unfälle passieren im Haushalt. Die klassische Schnittwunde ist das Paradebeispiel hierfür, schnell noch Gemüse schnippeln, dabei die neueste Folge deiner Lieblingsserie gucken und schon ist es passiert und der Daumen muss dranglauben. Na ja, zum Glück nicht ganz. Kurz fluchen und versuchen, das Gemüse nicht komplett mit Blut vollzutropfen. Der Schmerz kommt durch den anfänglichen Schock und das Adrenalin meistens erst verzögert an. Aber er kommt. Um die richtige Entscheidung zu treffen, was jetzt zu tun ist, musst du dir die Wunde bei aller Hektik trotzdem genauer angucken. Ja, uns ist schon klar, wir haben gut reden. Doch das ist jetzt wichtig: Wie groß ist sie? Wie tief? Sind die Wundränder glatt oder ausgefranst? Ist ein Fremdkörper darin? Musst du zum Arzt oder nicht?

Eines aber können wir dir sofort mit auf den Weg geben. Dafür brauchst du zuhause auch keine genaue Wundanalyse zu betreiben. Solltest du es irgendwann einmal schaffen, dich auf welche Weise auch immer im Gesicht zu schneiden, dann heißt der nächste Weg ab zum Arzt beziehungsweise in die Notaufnahme. Die Gesichtshaut ist einerseits besonders empfindlich, andererseits ist hier schon aus ästhetischen Gründen schnelles Handeln gefragt, um durch eine professionelle Wundversorgung bleibende Schäden möglichst abzuwenden. Ein Daumen oder Unterarm lassen sich nun mal leichter verstecken als Stirn, Wange oder Kinn.

GEFAHR IM VERZUG

SCHNITTVERLETZUNGEN – WANN ZUM ARZT?

- Wenn die Wunde sehr tief ist, denn dann können Muskeln, Sehnen und Nerven verletzt werden. Das merkst du nach dem ersten Adrenalinhoch an Bewegungseinschränkungen oder Gefühlsstörungen.
- Eine spritzende Wunde legt den Verdacht nahe, dass eine Arterie verletzt wurde. Der Druck in unseren Arterien ist deutlich höher, weshalb das Blut nicht einfach nur raustropft. Unser gesunder Menschenverstand sagt uns bereits in der Regel, dass solch eine Wunde nicht nur mit einem Dino-Pflaster versorgt werden sollte.
- Klaffen die Wundränder weit auseinander, ist die Chance für einen normalen Heilungsprozess eher gering, also bitte auch hier keine falsche Zurückhaltung vor einem Arztbesuch. Wenn die Wunde auch nach 30 Minuten noch durch den Druckverband blutet, solltest du auch kurzfristig einen Arzt deines Vertrauens konsultieren.
- Wie sieht es mit Fremdkörpern wie Splittern aus? Auch hier raten wir dir, nicht übermütig zu versuchen, alles selber rauszuziehen. Meistens erwischst du nur einen Teil oder schiebst den Splitter noch weiter rein. Gilt übrigens auch für größere Gegenstände, die irgendwie im Körper stecken, obwohl sie definitiv nicht dahingehören. In diesen Fällen kommt erschwerend das Risiko dazu, beim Herausziehen eine starke Blutung aus einem Gefäß zu provozieren, das der entsprechende Gegenstand – sagen wir mal ein Zaunpfahl – vorher abgedrückt hat. Ja, haben wir in der Tat genauso erlebt: Zaunpfahl im Brustkorb, von der Feuerwehr abgesägt, Patient nach OP ohne Folgeschäden überlebt.

Zeit ist Naht

Zurück zu den kleineren Wunden: Generell hilft es im Fall einer unangenehmen Schnittwunde, lieber einmal zu oft als einmal zu selten zum Arzt bzw. in die Notaufnahme zu gehen. Denn nur in einem Zeitfenster von sechs Stunden kann für eine vernünftige primäre Wundversorgung genäht werden. Ist dieser Slot überschritten, wird nicht mehr zur Nadel gegriffen, da eine Keimbelastung der Wunde mit jeder verstrichenen Stunde wahrscheinlicher wird und man das Risiko einer Entzündung unter der Naht nicht eingehen möchte. Außerdem sind die Narben von genähten Wunden oft unauffälliger und verheilen besser. Vielleicht überzeugt dich das zusätzlich.

Klammern oder kleben

Aber Moment, wir reden hier die ganze Zeit nur vom Nähen. Gibt es nicht auch die Möglichkeit zu klammern oder zu kleben? Nähen ist tatsächlich das gängigste Vorgehen in der Ambulanz, da es bei so gut wie jeder Wunde funktioniert. Optisch ordentliche Ergebnisse kann man zwar auch beim Kleben mit einem bestimmten Wundkleber erreichen, allerdings eignet sich diese Methode nur bei kleinen und nicht tiefen Wunden. Das Klammern hinterlässt oft unschöne Narben, wird aber manchmal beispielsweise auf der Kopfhaut angewendet, wenn sowieso Haare drüber liegen.

Wichard: Jonas, du hast in dem Bereich doch auch ganz persönliche Erfahrungswerte, stimmt's?

Jonas: Richtig. Ich habe jede Methode bereits live ausprobiert, allerdings als Patient.

Nach meiner Sprunggelenks-OP wurde die Wunde genäht, muss an dieser Stelle meinen Hut vor dem Chirurgen ziehen – eine wirklich unauffällige, aber trotzdem eher große Narbe am Fuß. In Österreich ist mir ein Skifahrer über den Arm gefahren. Dafür, dass das einigermaßen brutal klingt, ging es am Ende

SCHNITT, BLUT – UND JETZT?

Trotz allem, was du in diesem Kapitel gehört hast, keine Sorge: Die meisten Schnittverletzungen sind kein Fall für die Notaufnahme und können noch an Ort und Stelle versorgt werden. Das ist dein Job:

- Blutung der Wunde durch Kompression stillen (Vorgang sollte nicht länger als wenige Minuten dauern). Dafür unbedingt eine sterile Kompresse oder ein sauberes Taschentuch verwenden, um keine Keime in die Wunde zu bringen.
- Im Anschluss die Wunde säubern.
- Zuletzt desinfizieren und je nach Größe mit einem Pflaster oder einem kleinen Verband verschließen. Und ja, Dino-Pflaster sorgen garantiert für eine schnellere Wundheilung.

glimpflich aus. Die Wunde wurde damals nur geklebt. Heute ist davon fast gar nichts mehr zu sehen. Und das Klammern habe ich dank einer kleineren blutenden Sportverletzung am Kopf auch noch erleben dürfen.

FALTEN SIND NICHT FAIR

Unsere Leserinnen müssen jetzt ganz stark sein. Die Haut ist nicht immer fair. Hast du schon mal einen Mann mit Cellulite gesehen? Richtig, dieser Effekt kommt bei Frauen leider deutlich häufiger vor und das ist auch anatomisch begründet. Der Bauplan der kollagenen und elastischen Fasern im Bindegewebe der

Dermis ist bei beiden Geschlechtern unterschiedlich gestrickt. Beim Mann verlaufen die Fasern überkreuz, wodurch ein Netz entsteht und das Bindegewebe insgesamt fester wirkt. Die Bindegewebsfasern der Frauen sind dagegen parallel angeordnet. Was vielleicht auf den ersten Blick unfair erscheinen mag, erfüllt einen höheren Zweck. Durch diese Anordnung ist das Bindegewebe dehnbarer und das Projekt Babybauch einfacher umsetzbar. Dadurch werden aber auch Fettpölsterchen zwischen den Fasern schneller sichtbar – und zwar in Form von Cellulite.

Wie sieht es mit Falten aus? Auch hier scheint der Mann einen evolutionären Vorteil zu haben. Allerdings nur auf den oberflächlichen, ersten Blick. Bis zum 30. Lebensjahr haben Männer deutlich straffere Haut als Frauen, die zu diesem Zeitpunkt oft schon kleine Falten ausgebildet haben. Danach dreht sich das Blatt aber, denn im Alter macht Männerhaut schneller schlapp und bildet deutlich tiefere Falten aus. Aber wie entstehen diese bösen Falten überhaupt? Darauf gibt es keine Ein-Satz-Antwort. Es kommt vielmehr darauf an, über welche Art von Falten wir sprechen. Vielleicht hat dich früher auch schon einmal jemand aus deiner Familie ermahnt, beim Lesen oder Denken deine Stirn nicht immer zu kräuseln. Durch den Verlust der Elastizität der Haut im Alter bilden sich nämlich genau dort Falten, sowie auch zwischen den Augenbrauen. Diese „Denkerfalten" und „Zornesfalten" (auf schlau auch Glabellafalten) gehören wie die Lachfältchen unter den Augen zu den dynamischen mimischen Falten, die durch jahrelange aktive Muskelbewegung entstehen. Die aktinischen Falten dagegen sind natürlicher Teil der Hautalterung durch die Veränderung der Bindegewebszusammensetzung, werden aber vor allem durch UV-Strahlung verstärkt und schneller ausgebildet. Vor allem in denjenigen Bereichen, die der Sonne regelmäßig ausgesetzt sind wie Wangen, Hals und Dekolleté. Ihr umgangssprachlicher Name kommt ganz liebevoll daher. Wir kennen sie alle, die Knitterfältchen.

Botox bis der Arzt kommt

Jetzt weißt du zwar, wie Falten entstehen, dein theoretisches Wissen lässt sie aber leider nicht automatisch verschwinden.

Die ästhetische Medizin hat in den letzten Jahren auch dank der sozialen Medien einen enormen Hype erlebt, vor allem bei einer immer jünger werdenden Zielgruppe. Ohne eine Empfehlung abgeben zu wollen, möchten wir an der Stelle gerade deshalb über Botox und Hyaluronsäure aufklären, da es eine Menge Mythen zu diesen beiden Wundermitteln gibt.

Botox heißt eigentlich Botulinumtoxin. Die Wirkung des Medikaments steckt im Namen, es handelt sich nämlich um ein Nervengift (die Endung -toxin deutet immer auf ein Gift hin). Ja, richtig gelesen, Menschen zahlen viel Geld, um über ein Nervengift ihre Muskulatur lahmzulegen. Es hemmt die Freisetzung des Botenstoffes Acetylcholin, wodurch ein Muskel auf einen eintreffenden Reiz nicht mehr mit einer entsprechenden Reaktion antwortet. Das Acetylcholin kannst du dir wie eine Art Regisseur vorstellen, der dem Muskel sagt, dass er jetzt seine Funktion ausführen muss. Botox schaltet ihn quasi stumm. Diese künstlich erzeugte Hemmung der Muskulatur ist besonders bei den dynamischen Falten effektiv, da diese, wie du ja bereits weißt, primär durch Muskelaktivität entstehen. Das Paradebeispiel dafür: die Behandlung der Zornesfalte, sowohl beim Mann als auch bei der Frau. Aber Vorsicht, wie bei allem gilt auch hier der Spruch: Die Dosis macht das Gift. Kein Witz: Ein übermäßiger Gebrauch von Botox im Gesicht kann dazu führen, dass keinerlei mimische Reaktion mehr auslösbar ist.

In der Medizin wird Botox übrigens erfolgreich bei Zähneknirschen, Hyperhidrose unter den Achseln – du erinnerst dich: krankhaftes Schwitzen – und bei Migräne eingesetzt. Der Preis für vier bis sechs Monate Faltenfreiheit liegt bei etwa 250 Euro je nach Anbieter. Wie Viagra übrigens auch war der faltenlindernde Effekt von Botolinumtoxin eine Zufallsentdeckung, ein bisschen Glück braucht die Wissenschaft also manchmal auch.

Ein weiterer Hebel im Kampf gegen die Falten sind glättende Filler, wobei die Hyaluronsäure die Königin unter ihnen ist. Es handelt sich dabei um einen eigentlich körpereigenen Stoff, der die Superkraft besitzt, Wasser im Gewebe zu binden. Dadurch verleiht er nicht nur der Haut Volumen, sondern ist auch eine relevante Gelenkschmiere und wird unter anderem auch als Therapie bei Arthrose diskutiert. Unsere körpereigene Hyaluronsäure baut sich ab dem 25. Lebensjahr (leider) kontinuierlich ab und ist im Alter nur noch zu einem Bruchteil vorhanden. Aber man kann sie von außen zuführen. Die Falten werden durch den Filler aufgepolstert, gleichzeitig zieht die Hyaluronsäure auch Flüssigkeit im Gewebe und bewirkt so einen doppelten Volumenaufbau – der Glättungseffekt ist perfekt.

Im Gegensatz zu Botox ist Hyaluronsäure allerdings weniger gut für dynamische mimische Falten geeignet. Es wird eher bei Knitterfältchen, der Nasolabialfalte oder einem generellen Volumenaufbau von Lippen und Gesicht, z.B. bei Augenringen benutzt. Auch wenn Hyaluronsäure-Injektionen mittlerweile breit angeboten werden, macht eine ärztliche Behandlung trotzdem immer noch Sinn, da der Arzt bei Komplikationen das Medikament Hyaluronidase verabreichen darf, das Hyaluronsäure als Enzym auflösen kann.

Nach diesem kurzen Ausflug in die ästhetische Medizin schulden wir dir natürlich auch noch eine Antwort auf die Frage, wie man Falten am besten vermeiden kann. Dafür musst du gar keinen Beratungstermin beim plastischen Chirurgen oder Dermatologen deines Vertrauens machen, ein Einkauf im nächsten Drogeriemarkt reicht völlig. Ja, es ist wirklich so simpel. Das ganze Jahr über Tagescreme mit Lichtschutzfaktor tragen, egal ob Mann oder Frau. Fertig.

KAPITEL 9

Wie tickt die Frau?

Must-Know-Gyn-Basics – mit Dr. med. Elena Maria Leineweber

Jonas: Dank Elena muss ich bei Verhütung immer automatisch an Sport denken.

Wichard: So anstrengend ist das doch gar nicht.

Jonas: Nicht deshalb, sondern weil sie Verhütung in verschiedene Ligen einteilt. Bekomme da immer direkt die Assoziation zum Fußball. Wer spielt in der ersten, in der zweiten, in der dritten.

Wichard: Verstehe. In der ersten Liga spielen alle hormonellen Verhütungsmittel und die intrauterine Verhütung.

Jonas: Streber! Hormonell kenne ich, aber was ist alles intrauterin, also im Uterus angewandt? Dachte, da gibt es nur die Kupferspirale.

Wichard: Vielleicht hättest du doch mal zu den Gynäkologie-Vorlesungen gehen sollen. Oder du tauchst mit Elena jetzt tiefer in dieses Kapitel ein.

Jonas: Stimmt, man lernt ja bekanntlich nie aus. Also Ela, dann klär uns mal auf.

Die beste Verhütung ist die, die sicher ist und bei der du dich wohlfühlst. Dabei kann die Wahl der individuell bevorzugten Methode ganz unterschiedlich ausfallen, denn es kommt stark auf deine persönliche Lebenssituation an. Wie hoch ist dein Sicherheitsbedürfnis? Womit fühlst du dich wohl? Was ist praktisch in deinen Alltag einbaubar?

Mit 15 Jahren ist die Pille der natürlichen Verhütung wahrscheinlich überlegen, weil die junge Frau ihren Körper noch nicht gut genug kennt und außerdem noch vermehrt Zyklusunregelmäßigkeiten auftreten können. Mit 25 kann die Sache schon ganz anders aussehen. Durch die Einteilung der Verhütungsmethoden in verschiedene Ligen kannst du dir ihren Sicherheitsgrad vielleicht etwas plastischer vor Augen führen. Immerhin gibt es nicht gerade wenig Möglichkeiten.

NO-BABY-SEX: SO GEHTS!

Wie gesagt, wenn ich in Zusammenhang mit Verhütung über Ligen spreche, meine ich verschiedene Sicherheitsklassen. Hab ich mir natürlich nicht selbst ausgedacht, sondern anhand des Pearl-Index bestimmt. Der Begriff ist dir vielleicht schon mal über den Weg gelaufen. Anders als beim Sport geht es hier nicht darum, einen möglichst hohen Wert zu erzielen, sondern einen möglichst niedrigen. Dieser Index gibt nämlich an, wie hoch die Schwangerschaftsrate gerechnet auf 100 Frauen ist, die ein Jahr mit einer bestimmten Methode verhüten. Ein Pearl von 1 bedeutet also, dass eine von 100 Frauen im Laufe eines Jahres mit der entsprechenden Verhütungsform schwanger geworden ist. Mit dem Pearl-Index als Grundlage arbeiten wir uns jetzt zusammen Schritt für Schritt durch die einzelnen Ligen. Und fangen mit der besten an.

Spielt ganz oben mit: die Pille

Na klar, sie ist ein echter Klassiker und ein sicherer noch dazu. Die Pille gibt es in verschiedener Form. Die meisten Präparate enthalten eine Kombination der Hormone Östrogen und Gestagen, sind also „Kombi-Pillen". Grundsätzlich haben sie einen dreifachen Schutzeffekt: Sie hemmen die Eizellreifung, verändern den Schleim im Gebärmutterhals und sorgen dafür, dass die Gebärmutterschleimhaut nur unzureichend aufgebaut wird. Dabei gibt es Einphasenpillen, bei denen in jeder Pille die gleiche Menge Östrogen und Gestagen enthalten ist, und Mehrphasenpillen, bei denen die Hormonmenge variiert. Letztgenannte Pillen sind farblich verschieden gekennzeichnet und müssen in der vorgeschriebenen Reihenfolge eingenommen werden.

Außerdem sind sogenannte Minipillen erhältlich, die nur das Hormon Gestagen enthalten. Diese Pillen wirken hauptsächlich auf die Gebärmutterschleimhaut und den Schleim im Gebärmutterhals und werden durchgehend eingenommen. Die Minipille macht es möglich, auf die Einnahme eines Östrogenpräparats zu verzichten, allerdings ist ihr Pearl-Index auch etwas höher. Die Kombi-Pille hat einen Index von 0,1-0,9, die Minipille von 0,5-3.

Vielleicht hast du in den letzten Jahren eine Bewegung in den sozialen Medien mitbekommen, die die Pille stark in Frage stellt, und zwar aufgrund ihrer Nebenwirkungen. Dazu können unter anderem Libidoverlust, Stimmungsschwankungen und Gewichtszunahme gehören. Auch ein erhöhtes Thromboserisiko ist mit der Pille assoziiert, allerdings fällt es am Ende nicht so signifikant aus wie viele immer denken. Von 10.000 Frauen entwickeln fünf Frauen ohne Pille eine Thrombose im Vergleich zu acht, die die Pille einnehmen. Trotzdem hat dieses hormonelle Verhütungsmittel eine wichtige Daseinsberechtigung, denn ohne es hätten wir heutzutage einen deutlich geringeren Grad an weiblicher Emanzipation.

Auch der hohe Sicherheitsgrad und der Mangel an guten Alternativen für junge Mädchen darf bei der Diskussion nicht vergessen werden. Davon abgesehen kann die Pille positiven Einfluss auf die Blutungsstärke und gegebenenfalls auftretende Schmerzen sowie auf Haut und Haare haben. Du siehst also, die Evaluation eines Verhütungsmittels funktioniert nicht ohne Blick auf die Lebensumstände als Ganzes. Die Diskussion über die Pille in den sozialen Netzwerken hat aber definitiv zu einem wichtigen positiven Effekt geführt: Immer mehr junge Frauen setzen sich aktiv mit dem Thema Verhütung auseinander und gehen bewusst damit um.

Auch in der ersten Liga: die Hormonspirale

Die Hormonspirale wird vom Frauenarzt direkt in die Gebärmutter eingesetzt und gibt Gestagene an die Gebärmutterschleimhaut ab, wodurch diese nicht mehr aufgebaut wird. Jetzt kommt der spannende Punkt: Im Gegensatz zu anderen hormonellen Verhütungsmitteln verändert die Hormonspirale den Gesamthormonhaushalt der Frau im Zyklusverlauf nicht messbar. Bedeutet im Umkehrschluss auch, dass die Nebenwirkungen der Pille bei diesem Verhütungsmittel nicht auftreten. Durch die Hormonspirale fällt die Periode außerdem schwächer aus. Ein weiterer schöner Nebeneffekt, den man sich gerne bei Patientinnen in den Wechseljahren zunutze macht. Es kann also doppelt elegant sein, bei einer Frau über 40 zu diesem Mittel zu greifen.

Weiterer Kandidat der Toprange: die Kupferspirale

Wenn wir schon bei den inauterinen Verhütungsmitteln sind, also solchen, die direkt in die Gebärmutter eingesetzt werden, müssen wir natürlich auch über die Kupferspirale reden. Nicht vergessen: Auch hier spielen wir immer noch in der ersten Liga. Bei einer Kupferspirale werden Kupferionen an die Gebärmutterschleimhaut abgegeben und es kommt zu einer lokalen Entzündungsreaktion. Dadurch wird eine Einnistung verhindert. Doch Achtung, die Kupferspirale ist nicht für jeden geeignet. Gerade bei Frauen, die sowieso schon zu schmerzhaften und starken Blutungen neigen, kann die hervorgerufene lokale Entzündung diese Tendenz weiter negativ verstärken. Darüber sollte der Gynäkologe vorher definitiv aufklären.

Die Kupferspirale ist übrigens auch ein Notfallverhütungsmittel, wusstest du das? Hattest du am Tag des Eisprungs ungeschützten Geschlechtsverkehr, kann eine Kupferspirale bis zu fünf Tage danach noch eine Einnistung verhindern.

Zweite bis dritte Liga: Von natürlicher Verhütung bis zum Coitus interruptus

Genug in der ersten Liga gespielt, jetzt schauen wir uns mal an, wie es eine Etage tiefer aussieht. Kannst du dir etwas unter natürlicher Verhütung vorstellen? Klingt erstmal ganz charmant. Grob zusammengefasst unterscheiden wir hierbei mittels verschiedener Methoden die fruchtbaren von den unfruchtbaren Zyklustagen und greifen an den fruchtbaren Tagen auf zusätzlich verhütende Methoden wie zum Beispiel das Kondom zurück. Für dieses Vorgehen solltest du deinen Körper aber sehr gut kennen und zuverlässig und diszipliniert sein. Außerdem funktioniert es nur, wenn du relativ stabile Lebensumstände und immer ähnliche Tagesabläufe hast. Alle, die Nachtschichten schieben, sollten diese Methode also mit Vorsicht genießen.

Eine Variante der natürlichen Verhütung ist die Basaltemperaturmethode. Die morgendliche Körpertemperatur fällt kurz vor dem Eisprung ungefähr um 0,2 Grad Celsius ab und steigt danach um 0,5 Grad Celsius wieder an. Wichtig: Du musst jeden Morgen zur gleichen Uhrzeit deine Temperatur an der gleichen Körperstelle messen und in ein Zyklusprotokoll eintragen. Geeignete Messorte sind Mund, Scheide oder After.

Um noch mehr Sicherheit zu bekommen, kann neben der Messung der Basaltemperatur auch der Zervixschleim bestimmt werden. Auf diese Weise lassen sich zwei natürliche Verhütungswege miteinander kombinieren. An den Tagen vor dem Eisprung verflüssigt sich der Schleim des Gebärmutterhalses und wird vermehrt an die Vagina abgegeben. In dieser Phase kannst du den Schleim mit zwei Fingern ähnlich wie ein Spinnennetz auseinanderziehen. Nach dem Eisprung reduziert sich die Schleimmenge wieder und die Konsistenz wird zäher. Auch bei diesem Vorgehen ist tägliches Testen angesagt. Vielleicht merkst du jetzt, was ich mit Kontinuität und Disziplin meinte. Diese Methoden führen nur zum Erfolg, wenn du wenig Zyklusunregelmäßigkeiten erlebst und deinen Körper sehr gut kennst. Daher sind sie bei jungen Mädchen nicht wirklich gut geeignet.

Auch das Kondom spielt in der zweiten Liga. Mit einem Pearl Index von 2-12, also 2 bis 12 schwangeren Frauen von 100, die ein Jahr nur mit Kondom verhüten, ist es unsicherer als die hormonellen Verhütungsmethoden. Es erfüllt jedoch parallel noch einen anderen wichtigen Zweck. Das Kondom schützt vor der Übertragung von Geschlechtskrankheiten, wovon es durchaus einige gibt. Auch wenn wir bei Verhütung meistens an Schwangerschaften denken, solltest du dieses Thema immer im Hinterkopf haben.

Der Coitus interruptus, also der unterbrochene Geschlechtsverkehr, spielt noch eine Liga tiefer. Wie der Name schon sagt, zieht der Mann seinen Penis kurz vor dem Samenerguss heraus, sodass scheinbar kein Ejakulat in die Vagina gelangt. Allerdings kann das auch schon vor dem eigentlichen Samenerguss passieren oder der perfekte Moment wird im Eifer des Geschehens einfach verpasst. Der Pearl Index liegt hier bei 4 bis 20.

Als perfekte Überleitung zum nächsten Abschnitt schauen wir uns noch kurz den Pearl Index beim vollständigen Verzicht auf Verhütung an: Der liegt nämlich bei ganzen 85.

HURRA, EIN BABY!

Und damit herzlich willkommen in der Schwangerschaft! Eventuell war das gerade der eleganteste Themenswitch des ganzen Buches. Lass uns kurz mal die Main Facts abstecken: Eine Schwangerschaft dauert 40 Wochen, rein rechnerisch sind das volle 280 Tage. Der Fötus ist übrigens immer zwei Wochen jünger als die Anzahl der Schwangerschaftswochen (abgekürzt: SSW). Liegt ganz einfach daran, dass ab der letzten Periode gezählt wird und der Eisprung bzw. die Befruchtung zwei Wochen danach stattgefunden haben.

Beim heranwachsenden Kind im Bauch der Mutter sprechen wir dagegen von Entwicklungswochen. Wenn wir schon bei Zahlen sind, kannst du dir auch gleich die Zahl Drei merken – in so viele

Abschnitte wird eine Schwangerschaft nämlich aufgeteilt (ein Abschnitt gleich ein Trimenon oder Trimester). Damit kommen wir zum einem kurzen Mini-Abriss, was in den 40 Wochen alles passiert:

Im ersten Drittel der Schwangerschaft bis zur 12. Woche werden alle Organe bereits vollständig angelegt. Verrückt, oder? In den folgenden Monaten entwickeln sie sich „nur" noch weiter und wachsen. Erst nach der sechsten Woche ist der Herzschlag des Kindes im Ultraschall nachweisbar. Wir Gynäkologen gratulieren der werdenden Mutter übrigens erst zum Kind, wenn wir den Herzschlag ganz sicher erkannt haben, macht Sinn, oder? Gutes Stichwort, um dir deine nächste Frage direkt vorwegzunehmen. Das Geschlecht ist frühestens ab der 12. und mit Sicherheit ab der 16. Woche nachweisbar. Und ja, wenn es doch Zwillinge sein sollten, erkennt der Gynäkologe das auch frühzeitig im Ultraschall und es gibt keine plötzlichen Überraschungen bei der Geburt.

Ist es möglich, eine Schwangerschaft so lange nicht zu bemerken, bis die Frau mit Bauchschmerzen in die Klinik kommt und aus den Bauchschmerzen plötzlich ein Baby wird? So einen Fall hast du vielleicht schon in der Zeitung gelesen. Dahinter steckt ein psychologischer Effekt, den man Verdrängung nennt. Aus verschiedenen Gründen, wie zum Beispiel erlebten Traumata oder Schwangerschaftskonflikten, verdrängt die Frau ihren Zustand. Wie bei allen anderen Schwangeren bleibt die Monatsblutung natürlich trotzdem aus, was irgendwann zumindest skeptisch machen sollte.

Übelkeit & Co.

Gerade im ersten Trimenon der Schwangerschaft haben viele Frauen mit Übelkeit und Müdigkeit zu kämpfen. Da diese Symptome bei mehr als 50 Prozent der schwangeren Frauen auftreten, kann man sie fast schon als normale Begleiterscheinung und nicht als Nebenwirkung bezeichnen. Keine Sorge, die Übelkeit schadet dem Baby nicht. Ihre Ursache ist noch nicht vollends geklärt, Experten gehen jedoch von einem erhöhten

Hormonspiegel (Östrogene und HCG) in Kombination mit einem gesteigerten Geruchsempfinden aus. In der zweiten Schwangerschaftshälfte klingen diese Begleiterscheinungen dann meist wieder ab. Ab dem zweiten Trimenon kann es bei einigen Frauen durch eine bessere Durchblutung der Haut sogar zum sogenannten Schwangerschaftsglow kommen.

Countdown bis zur Geburt

Das Kind liegt übrigens nicht einfach nur still und wartet auf den Geburtstermin. Es bewegt sich gerne fleißig und dreht sich oft bis zum Ende der 32. Woche in die finale Geburtslage. Bedeutet, Kopf nach unten und bereit, das Licht der Welt zu erblicken. Bleibt diese Drehung aus, sprechen wir von einer Beckenendlage. Auch hier kann theoretisch noch normal entbunden werden, das Baby muss also nicht zwangsläufig per Kaiserschnitt geholt werden. Anders sieht es aus, wenn die Drehung des Kindes auf halber Strecke stoppt und es quer im mütterlichen Körper zum Liegen kommt. In dieser Situation erfolgt zwangsläufig ein Kaiserschnitt.

Apropos Kaiserschnitt, man empfiehlt in der Regel nicht mehr als drei davon im Leben. Das liegt daran, dass ein Kaiserschnitt immer eine OP ist, bei der eine Narbe auf der Gebärmutter zurückbleibt. Kommen zu viele dieser Narben zusammen, steigt das Risiko einer Uterusruptur. Möchte eine Frau also gerne mehr als drei Kinder haben, sollte lieber über eine normale Geburt nachgedacht werden.

Ein Kaiserschnitt hat aber auch Vorteile. Grundsätzlich handelt es sich um eine gut planbare und vorhersehbare Geburtsmethode. Denn auch wenn es keine Auffälligkeiten während der gesamten Schwangerschaft gab, können bei einer natürlichen Geburt trotzdem Komplikationen auftreten. Auf der anderen Seite ist die Patientin nach einer natürlichen Entbindung jedoch früher wieder fit als nach einer operativen. Wie lange der Geburtsvorgang am Ende genau dauert, hängt davon ab, ob es das erste, zweite, dritte Kind einer werdenden Mutter ist. Je mehr Geburten eine Frau in ihrem Leben durchgemacht hat, desto schneller geht es.

Es ist so weit!
Sobald alle fünf bis zehn Minuten regelmäßige Wehen auftreten, sollte die Patientin den Ort aufsuchen, den sie für die Geburt ausgewählt hat. Die meisten werden ganz klassisch ans Krankenhaus denken, aber es gibt auch andere Möglichkeiten wie ein Geburtshaus oder die Hausgeburt. Auch hier kommt es auf das Sicherheitsbedürfnis der werdenden Mutter an, denn im Falle von Komplikationen muss schnelle Hilfe her. Es gibt also sehr viele gute Gründe dafür, ein Kind weiterhin klassisch im Krankenhaus zu bekommen. Auch die Anbindung an eine gute Neonatologie zur schnellen Versorgung bei akuten gesundheitlichen Beschwerden des Babys ist ein Kriterium, das du bei der Wahl des Ortes aber auch des Krankenhauses berücksichtigen solltest. Kommt es bei der Hausgeburt zu einer massiven Blutung, können 15 Minuten Wegstrecke zum nächsten Krankenhaus schon 15 Minuten zu lange sein. So, Ort ausgesucht, zurück zur Geburt.

Der gesamte Vorgang kann zwischen 4 und 18 Stunden dauern, Ja, richtig gelesen. Achtzehn! Da muss der ein oder andere jetzt wahrscheinlich kurz schlucken. Diese Stunden teilen sich in drei Phasen auf. Als erstes kommt die Eröffnungsphase. Regelmäßige Wehen kommen alle drei bis sechs Minuten und der Muttermund öffnet sich. Gesteuert werden die Wehen und die Öffnung übrigens durch das Hormon Oxytocin. Der Kopf des Kindes schiebt sich in Richtung Gebärmutterhals. Beim ersten Kind kann diese Phase zwischen zehn und zwölf Stunden dauern. Bei Mehrgebärenden verkürzt sich die Eröffnungsphase auf sechs bis acht Stunden. Macht schon einen Unterschied, oder?

Als nächstes kommt die Austreibungsphase. Hast du bestimmt schon in etlichen Filmen gesehen. Zumindest einen Teil dieser Phase, denn jetzt platzt die Fruchtblase. Das Kind rutscht in den Geburtskanal und das Oxytocin treibt die sich kontrahierende Gebärmutter zu Höchstleistungen an. Der zweite Teil der Austreibungsphase wird Pressphase genannt und ist von charakteristischen längeren Presswehen begleitet. Durch das starke Pressen kann es hier nicht selten zu gleichzeitigem Stuhlgang kommen, was ein ganz normaler Prozess ist und definitiv kein Grund sich zu schämen. Ein Weg, diese Situation trotzdem zu umgehen, ist ein Einlauf vor der Geburt zur Darmentleerung. Insgesamt sollte die gesamte Austreibungsphase nicht länger als drei Stunden dauern.

Erfolgt über eine längere Zeit kein Fortschritt während einer Geburt, spricht man von Geburtsstillstand. In dem Fall wird das Kind dann doch per Kaiserschnitt geholt. Gilt übrigens auch bei einer kritischen Herzfrequenz des Kindes, einem herabgesetzten PH-Wert oder erfolgt auf Wunsch der Mutter durch starke Erschöpfung während des Geburtsprozesses. Seien wir mal ehrlich, absolut nachvollziehbar, oder? Zwillinge müssen übrigens nicht unbedingt per Kaiserschnitt geholt werden, sondern können auch auf natürlichem Weg das Licht der Welt erblicken. Vor allem, wenn der untere mit dem Kopf zuerst liegt.

Der letzte Teil der Geburt ist die Nachgeburtsperiode, jetzt kommt der Mutterkuchen aka Plazenta zur Welt. Das passiert ungefähr 10 bis 30 Minuten nach Geburt. Ist alles erfolgreich überstanden heißt die frisch gewordene Mutter jetzt Wöchnerin. Herzlichen Glückwunsch!

Die meisten Kinder auf einen Schlag, die ich in meiner bisherigen Karriere erlebt habe, waren übrigens Drillinge per Kaiserschnitt. Ich bin gespannt, was noch so folgt.

Gut gecoacht: Schwangerschaftsvorsorge

In den 40 Wochen der Schwangerschaft wird deine Gynäkologin vielleicht sowas wie deine beste Freundin (gilt natürlich auch für deinen Gynäkologen), denn ihr werdet euch sehr regelmäßig sehen. Insgesamt finden zehn Vorsorgeuntersuchungen statt, anfangs im Abstand von vier Wochen und ab der 32. Woche alle zwei Wochen. Ist das Baby trotz errechneten Geburtstermins immer noch nicht auf der Welt, verkürzt sich die Kontrollfrequenz sogar auf alle zwei Tage. Apropos Kontrolle, insgesamt werden drei Ultraschalluntersuchungen während der Schwangerschaft von der Krankenkasse bezahlt. Das ist auf 40 Wochen gerechnet wirklich nicht viel.

In der 12., der 21. und der 31. Woche findet jeweils ein Ultraschall statt. Ein Problem dabei ist sicherlich, dass einige Wachstumsverzögerungen erst in den letzten Wochen einer Schwangerschaft auftreten und damit vom Ultraschall in SSW 31 nicht erfasst werden. Ironischerweise, muss man beinahe sagen, weil gerade bei diesem Ultraschall das Wachstum des Kindes kontrolliert werden soll. Davor, in der SSW 21 werden die Organe unter die Lupe genommen. Zusätzlich gibt es die Möglichkeit sogenannter nicht-invasiver Pränataltests.

Nicht-invasiv nennt man sie, weil eine Blutentnahme aus der Vene der Mutter dafür ausreichend ist. Im Falle eines Trisomie-Screenings bedeutet dies: Aus der Blutprobe wird die kindliche DNA herausgefiltert und auf Trisomie 21, 13 und 18 untersucht. Andere Fehlbildungen wie ein fehlender Daumen oder Zeh werden mit dieser Diagnostik nicht erfasst, was einige Patienten allerdings vermuten.

Ein unauffälliger NIP-Test bedeutet also nicht automatisch, dass das Kind keinerlei Anomalien haben kann. Umgekehrt kann es insbesondere beim Down-Syndrom (Trisomie 21) zu falschen Verdachtsbefunden kommen. Sprich, nicht jedes auffällige NIP-Testergebnis bedeutet gleichzeitig auch eine tatsächliche Erkrankung. Zu Testmöglichkeiten und ihrer Validität lässt du dich am besten ausführlich von deinem Gynäkologen oder deiner Gynäkologin beraten.

DER WEIBLICHE ZYKLUS

Eröffnen wir diesen Teil direkt mit einer Einstiegsfrage: Welches ist der erste Tag des weiblichen Zyklus? Richtig, der erste Tag der Monatsblutung. Gewusst? Ein normaler Zyklus hat eine Dauer von 28 Tagen, der Eisprung liegt dabei genau in der Mitte an Tag 14. Jegliche Zyklusdauer zwischen 21 bis 35 Tagen wird ebenso als normal angesehen. Nach den Erfahrungswerten meiner medizinischen Praxis kommt es außerdem auch nur bei wenigen Frauen wirklich genau am 14. Tag des Zyklus zum Eisprung. Je jünger die Frau ist, desto eher verschiebt sich der Eisprung nach hinten, je älter die Frau ist, desto früher findet er statt.

Dominiert wird der Zyklus von zwei Hormonen. Estradiol, das du wahrscheinlich unter dem Namen Östrogen kennst, und Progesteron. Der Anstieg des jeweiligen Hormons ist ganz entscheidend für die jeweilige Zyklusphase, aber auch für die Leistungsfähigkeit der Frau. Nach der Menstruation kommt es zu einem Anstieg des Hormons Östrogens. Hat den netten Nebeneffekt, dass Haare und Haut schöner werden und die Performance-Kurve generell nach oben geht. Sportlerinnen können in der Phase zwischen dem 5. und 14. Zyklustag gerne mal für Bestleistungen sorgen. Ich glaube auch, dass das männliche Geschlecht den Anstieg des Östrogens bis zum Eisprung unterbewusst mitbekommt. Wäre von der Evolution ja auch clever eingefädelt. Vielleicht liegt es am besonderen Glanz der Haut, vielleicht sind es aber auch die etwas geweiteten Pupillen …

Am Ende der ersten Phase fällt das Estradiol wieder ab und es kommt zum Eisprung. Findet innerhalb von 24 Stunden keine Befruchtung der Eizelle im Eileiter statt, stirbt diese wieder ab. Die Spermien erreichen nach dem Geschlechtsverkehr eine Maximalgeschwindigkeit von 4 mm/min und brauchen für diesen Weg einige Stunden. Das Wettrennen hat begonnen.

Die zweite Zyklushälfte ist vom Hormon Progesteron geprägt. Das ist übrigens auch das Hormon, welches die Körpertemperatur der Frau um 0,5 Grad Celsius ansteigen lässt. Im Gegensatz zur Wirkung des Estradiols bleibt die Frau allerdings nicht auf ihrem hohen Performancelevel, sondern fühlt sich jetzt eher müde und ist manchmal auch schlecht gelaunt. Nochmal zurück zum Sport: Auch für diese Phase gibt es tatsächlich zyklusangepasste Trainingsprogramme für Spitzensportlerinnen. Du siehst, die Medizin hat Einfluss auf deutlich mehr Lebensbereiche, als du vielleicht gedacht hast.

Am Ende des Zyklus fällt auch das Progesteron ab, es kommt quasi zu einem kompletten hormonellen Systemcrash, an den sich die Menstruation anschließt. Dieser Crash kann manchmal auch zu körperlichen und psychischen Beschwerden führen, die du wahrscheinlich unter dem Namen PMS, prämenstruelles Syndrom, kennst.

Der erste Zyklus im Leben einer Frau beginnt zwischen dem 10. und 14. Lebensjahr. Manche Mädels freuen sich darauf, andere finden diesen Moment gar nicht so toll. Ich war definitiv Teil der zweiten Fraktion, obwohl ich schon eine der Letzten bei mir in der Klasse war. Meine Mutter ist zufälligerweise auch Frauenärztin und hat mich dabei gut begleitet.

UNERFÜLLTER KINDERWUNSCH

Leider klappt es mit dem Kinderwunsch nicht bei jedem Paar. Die Ursachen hierfür sind vielfältig, ganz wichtig ist aber zu wissen, dass die „Schuld" nicht unbedingt nur bei einem der beiden Partner liegen muss. In 30 Prozent der Fälle betrifft der auslösende Faktor die Frau, in 30 Prozent den Mann und in weiteren 30 Prozent sind es ungünstige Faktoren auf beiden Seiten, die den Kinderwunsch verhindern. Wenn du gut gerechnet hast, müsste dir auffallen, dass noch zehn Prozent fehlen. Das sind die Fälle, bei denen die Ursache leider nie vollständig zu klären ist.

Die gute Nachricht: Oft kannst du im Alltag bereits vieles tun, um dem Projekt „Nachwuchs" auf die Sprünge zu helfen. In diesem Buch kannst du immer wieder lesen, wie wichtig körperliche Aktivität und Bewegung sind. Das gilt auch für die Familienplanung. Regelmäßige Sporteinheiten beider Partner können den Kinderwunsch positiv unterstützen. In diesem Buch kannst du außerdem öfter lesen, dass Übergewicht, Stress, Alkohol und Nikotin nicht die günstigsten Faktoren für ein gesundes Leben sind. Gilt auch für ein ersehntes Baby. Bei bislang unerfülltem Kinderwunsch muss also nicht immer direkt mit einer Hormontherapie begonnen werden, manchmal reicht es, den Lifestyle nachhaltig umzustellen. Klappt es dann immer noch nicht mit der Schwangerschaft, gibt es verschiedene Behandlungsmethoden, die wir dir jetzt im Schnelldurchlauf vorstellen werden. Wie das eben so unsere Art ist …

Von Hormonbehandlung bis zur Kryokonservierung
Im Rahmen einer Hormonbehandlung können verschiedene Präparate verabreicht werden, die die Hormone LH und FSH enthalten und damit die Eizellreifung fördern. Ist die Eizelle groß genug, wird durch die Gabe eines weiteren Hormons (HCG) der Eisprung ausgelöst. Die Eizelle kann nun entweder durch Geschlechtsverkehr oder künstlich befruchtet werden.

Liegt die Fruchtbarkeitsstörung beim Mann, weil Anzahl und/oder Beweglichkeit seiner Spermien zu gering sind, kann man eine sogenannte Insemination durchführen. Dabei werden die Spermien gereinigt, die gut beweglichen konzentriert und anschließend mit einem dünnen Schlauch in die weibliche Gebärmutter eingebracht. Dadurch wird der Weg bis zur Befruchtung maximal verkürzt. Apropos Befruchtung: Dieser Prozess kann auch außerhalb des Körpers stattfinden.

Das führt uns direkt zur In-Vitro-Fertilisation. In diesem Fall findet die Befruchtung in einem Schälchen im Brutschrank statt. Klingt verrückt? Ein Hoch auf die Möglichkeiten der modernen Reproduktionsmedizin. Die Eizelle der Frau und die Spermien des Mannes haben dort quasi ein 24-Stunden-Date. Ist es bei diesem Date zur Befruchtung gekommen, werden maximal drei, bei Frauen unter 35 maximal zwei Eizellen in die Gebärmutterhöhle der Frau übertragen.

Eine andere spannende Variante mit dem Thema Kinderwunsch umzugehen, ist die sogenannte Kryokonservierung der weiblichen Eizellen. Dabei erhält die Frau eine Hormontherapie, um mehrere Eizellen zur Reifung zu bringen. Diese werden entnommen und bei -196 Grad Celsius in flüssigem Stickstoff konserviert. Diese Eizellen können bis zu 30 Jahre in einer Kryobank liegen und sind danach immer noch genauso fit wie zum Zeitpunkt der Entnahme. Entweder als Back-Up-Plan oder zur generellen Verschiebung des Kinderwunsches nach hinten.

Das war nur ein kleiner Teil der Möglichkeiten, die wir heutzutage haben, um einem unerfüllten Kinderwunsch zu begegnen. Die Medizin entwickelt sich auch auf diesem Bereich stetig weiter. Wusstest du, dass in jeder Schulklasse mindestens ein Kind sitzt, das aus einer künstlichen Befruchtung entstanden ist?

TAKE GOOD CARE OF YOUR BODY

Zum Abschluss möchte ich mit dir über gynäkologische Erkrankungen sprechen, die vor allem den Frauen unter uns bestimmt schon einmal in irgendeiner Form über den Weg gelaufen sind. Auch hier gilt, je mehr du darüber weißt, umso verantwortungsvoller kannst du damit umgehen.

PCO-Syndrom

Fangen wir mit dem PCO-Syndrom an. Weißt du was sich dahinter verbirgt? Ausgeschrieben heißt es polyzistisches Ovarialsyndrom. Dahinter verbirgt sich die häufigste Hormonstörung der Frau im gebärfähigen Alter: Fünf bis zehn Prozent der Patientinnen sind betroffen. Wie der Name schon sagt, treten an den Eierstöcken kleine Bläschen auf, wobei auch diese Bezeichnung etwas irreführend ist. Es handelt sich nicht um dazugekommene Zysten, sondern um Eibläschen, die nicht gesprungen sind. Gekennzeichnet ist diese Erkrankung durch einen unregelmäßigen Zyklus, eingeschränkte Fruchtbarkeit, Gewichtsprobleme, Haarausfall, unreine Haut und männliche Statur und Haarwuchs. Stellt sich insgesamt also als belastende Situation für betroffene Frauen dar. Dazu ist das PCO-Syndrom mit einer gewissen Insulinresistenz und damit einem höheren Risiko verbunden, an Diabetes zu erkranken. Diagnostiziert wird PCO mittels Zyklusbeobachtung, Blutentnahme und einem Ultraschall der Eierstöcke. Die Blutprobe bestimmt die Konzentration der männlichen Hormone und des Blutzuckerstatus. Gesichert ist die Diagnose, wenn mehrere Menstruationszyklen ohne Eisprung stattgefunden haben, mehrere Zysten an den Eierstöcken nachweisbar sind, es zu zunehmender männlicher Behaarung kommt und ein erhöhter männlicher Hormonspiegel im Blut messbar ist.

Sobald die Diagnose gestellt ist, ist es für den Therapieerfolg besonders wichtig, Ernährung und Lebensstil zu ändern, das gilt insbesondere für übergewichtige Patientinnen. Eine Gewichtsabnahme führt hier oft schon zu deutlichen Verbesserungen. Dazu können hormonelle Präparate verabreicht werden, um den männlichen Hormonspiegel zu senken. Die Pille bietet sich, als eine mögliche Option, in diesem Fall als eine Art All-In-One-Produkt an: Die männlichen Hormone im Blut werden gesenkt und der Zyklus stabilisiert sich insgesamt.

Endometriose

Von einer häufigen Erkrankung direkt zur nächsten: Endometriose. Ist dir bestimmt schon mal im Freundes- oder Bekanntenkreis über den Weg gelaufen. Vielleicht erlebst du sie sogar an dir selbst. Eine von zehn Frauen leidet an dieser Erkrankung, die von starken Regelschmerzen, Schmerzen beim Geschlechtsverkehr und generellen Unterleibsbeschwerden begleitet wird. Im Falle einer Endometriose siedeln sich gebärmutterschleimhautartige Zellen außerhalb der eigentlichen Gebärmutterhöhle an. Bei diesen Zellen sprechen wir von Endometriose-Herden. Dabei müssen die Herde nicht nur im Genitalbereich liegen, sondern können sich sogar weiter verstreut einnisten, zum Beispiel im Darm oder in der Blase. Diese Gebärmutterherde verhalten sich genauso wie die normale Gebärmutterschleimhaut, sie werden im Laufe des Zyklus also immer wieder auf- und abgebaut. Es kommt damit auch faktisch zu kleineren Blutungen an Ort und Stelle. Kann der Körper diese Gewebsreste nicht abbauen, können Verklebungen oder Verwachsungen entstehen. Übrigens muss Endometriose nicht automatisch starke Beschwerden verursachen. Es gibt Patientinnen, die viele nachgewiesene Endometriose-Herde haben, dabei aber kaum unter Beschwerden leiden.

Eine gesicherte Diagnose kann nur über eine Gewebeprobe mittels Bauchspiegelung gestellt werden. Je nach Ausmaß der Beschwerden erfolgt daraufhin auch die Therapie. Dabei kommt es auch auf die Lage der Endometriose-Herde, das Alter der Frau und einen eventuellen Kinderwunsch an. Medikamentös können

Schmerzmittel zur Linderung verabreicht werden. Hormon-Präparate zur Hemmung der Östrogene sind vor allem bei Patientinnen ohne Kinderwunsch eine Behandlungsmöglichkeit. Die Herde können aber auch operativ entfernt werden. Das jedoch ist nicht das Mittel erster Wahl und wird eher bei schweren Beschwerden oder einer nicht anschlagenden Hormontherapie in Erwägung gezogen. Nicht jede Frau, die unter starken Regelschmerzen leidet, ist auch automatisch an Endometriose erkrankt. Solange die Beschwerden noch mit einer Wärmflasche und zwei Ibuprofen am Tag therapierbar sind, ist eher nicht davon auszugehen.

Brustkrebs

Im letzten Abschnitt bitte jetzt nochmal gut aufpassen, es geht nämlich um Brustkrebs. Die häufigste weibliche Krebsart, die nicht nur ältere Frauen treffen kann. Ein Drittel aller Betroffenen erkrankt vor der Menopause, also durchschnittlich vor dem fünfzigsten Lebensjahr. An dieser Stelle will ich nochmal unbedingt darauf hinweisen, wie wichtig die Vorsorgeuntersuchungen und das regelmäßige Abtasten für eine frühe Erkennung potenzieller Veränderungen des Brustgewebes sind. Abtasten rettet Leben. So einfach ist das. Eine Gelegenheit dafür bietet sich unter der Dusche, das gilt auch für jüngere Frauen. Dazu tastet die Frauenärztin die Brust jährlich auf Veränderungen ab. Ab 50 Jahren wird zusätzlich alle zwei Jahre eine Mammographie der Brust gemacht. Ich empfehle, ab 35 Jahren schon regelmäßige Ultraschalluntersuchungen durchzuführen, um frühzeitig kleine Veränderungen erkennen zu können.

Beim Abtasten sind oft nur Veränderungen über einen Zentimeter Größe tastbar, das Ultraschallgerät findet schon deutlich kleinere. Aber kann man als nicht-medizinisch ausgebildete Frau überhaupt selbst Veränderungen erkennen? Ja, vor allem, wenn man wirklich jeden Monat tastet und die eigene Brust gut kennt. Veränderungen fühlen sich ungefähr wie eine harte Murmel im Gewebe an, die nicht verschiebbar ist. Es gehört natürlich ein bisschen Erfahrung dazu, weshalb es sich lohnt, frühzeitig zu trainieren. Klassische Symptome, bei denen du hellhörig werden solltest, sind Einziehungen der Haut an der Brust, blutiger Ausfluss aus der Brustwarze und geschwollene nicht schmerzhafte Lymphknoten im Bereich der Achsel oder des Schlüsselbeins. Gerade im Frühstadium muss Brustkrebs übrigens nicht automatisch Schmerzen verursachen.

Gebärmutterhalskrebs

Wenn wir schon beim Thema Vorsorge sind, möchte ich abschließend noch einen Blick auf das Screening von Gebärmutterhalskrebs, also den Krebsvorsorgeabstrich, werfen. Der häufigste Auslöser für diese Erkrankung ist eine Infektion mit HPV-Viren, die beim Geschlechtsverkehr übertragen werden. Daher erfolgt der erste Abstrich auch nach dem ersten Sex im Leben einer Frau bzw. eines Mädchens. Hierbei wird nicht nur die Schleimhaut des Gebärmutterhalses gecheckt. Viele denken, dass ein negativer Abstrich auch automatisch eine gesunde Gebärmutter und Eierstöcke bedeutet. Um das valide beurteilen zu können, muss ergänzend ein Ultraschall gemacht werden. Aber keine Sorge Mädels, ihr müsst jetzt nicht alle zum Arzt rennen. Erkrankungen dieser Organe kommen eher bei älteren Frauen vor, dementsprechend macht die Untersuchung auch hier mehr Sinn.

Übrigens acht von zehn Menschen haben in ihrem Leben Kontakt zum HPV-Virus, sowohl Männer als auch Frauen. Daher gibt es die HPV-Schutzimpfung mittlerweile auch für beide Geschlechter. In den meisten Fällen wehrt das Immunsystem eine Infektion auch alleine ab, nur bei drei Prozent der Frauen persistiert die HPV-Infektion.

***Dr. med. Elena Maria Leineweber** ist Fachärztin für Gynäkologie und Geburtshilfe mit Schwerpunktweiterbildung in gynäkologischer Endokrinologie und Reproduktionsmedizin. Sie betreut ihre Patientinnen sowohl in einer gynäkologischen Praxis als auch im Kinderwunsch-Zentrum der Uniklinik Bonn. Daneben vermittelt sie frauenmedizinisches Wissen allgemeinverständlich und ganz persönlich unter Doktor Ela auf Youtube, Instagram und ihrem Blog.*

KAPITEL 10

Wenn die Stimmung kippt

(Fast) alles über Depressionen, Ängste und Zwänge

Wichard: Jonas, hast du manchmal Prüfungsangst?

Jonas: Du willst jetzt bestimmt ein JA hören, aber ich glaube, dass wir beide da eher entspannter unterwegs sind, oder?

Wichard: Das habe ich mir fast gedacht. Ja, außer ein wenig Nervosität, komme ich auch gut mit Prüfungen klar. Dafür habe ich eine andere „Störung".

Jonas: Jetzt bin ich gespannt …

Wichard: Ich muss zum Beispiel immer erst meine rechte Socke und meinen rechten Schuh anziehen, bevor der linke dran ist. Genau darum soll es heute gehen.

Jonas: Darum, wie du deine Schuhe anziehst?

Wichard: Nein, um die menschliche Psyche und ihre Tücken. Wir schauen uns heute das riesige Thema Depressionen an, das fast jeden fünften im Leben einmal ereilt. Auch Angst- und Zwangsstörungen und das Thema Magersucht sind im Package.

Klar, wir alle sind mal traurig. Und das ist gut so und völlig normal. Würden wir jeden Tag nur glücklich sein und nichts an uns heranlassen, wäre vermutlich auch etwas nicht richtig mit uns. Es kann allerdings auch vorkommen, dass dieses Traurigsein ein Maß annimmt, das nicht mehr gesund ist. Dabei gibt es verschiedene Erkrankungen, bei denen Patienten gedrückter Stimmung sind und sich mehr als unwohl fühlen. Genau darum geht es in diesem Kapitel. Wir starten gleich durch mit dem Thema Depression – das wahrscheinlich deutlich mehr Menschen betrifft, als es die offiziellen Zahlen vermuten lassen.

DEPRESSION IST MEHR ALS MIESE STIMMUNG

Der Begriff „Depression" wird im privaten Umfeld häufig leichtfertig genutzt. Die meisten Menschen, die noch keine Berührungspunkte damit hatten, können sich kaum vorstellen, was sie für denjenigen bedeutet, der (zumindest zeitweise) damit leben muss. Selbst wer Patienten mit Depressionen kennt, kann die wahre Dimension dieses Krankheitsbildes nur schwer erfassen. Insofern ist es für alle wichtig, ob nun direkt betroffen oder nicht, mehr über diese Erkrankung zu erfahren, um verantwortungsvoll mit ihr umzugehen.

Wichtig zu wissen ist: Depressionen, Zwänge, Angst- und Panikzustände sind ernst zu nehmen und definitiv nichts, wofür man sich schämen müsste. Es sind Krankheiten wie ein gebrochenes Bein oder eine Herzschwäche, nur eben auf mentaler Ebene. Daher ist es nicht nur völlig in Ordnung, sondern absolut wichtig, sich frühzeitig professionelle Hilfe zu suchen und Gefühle offen zu kommunizieren.

Solltest du dich durch dieses Kapitel getriggert fühlen oder dich aktuell in einer schwierigen Lage befinden, dann möchten wir dir an der Stelle ganz klar sagen, dass es zu 100 Prozent okay ist, wie du empfindest. Entscheidend ist nur, dass du professionelle Unterstützung in Anspruch nimmst, insbesondere bei Gedanken, dir selbst etwas anzutun.

GEFAHR IM VERZUG

ACHTUNG, SUIZIDGEFAHR!

In akuten Krisensituationen mit Selbstverletzungsgedanken wähle umgehend die Notrufnummer 112 und zwar sowohl wenn du selbst betroffen bist, als auch wenn du in deinem Umfeld dahingehende Anzeichen bemerkst.
Eine weitere Anlaufstelle ist das Infotelefon der Stiftung Deutsche Depressionshilfe, das du unter der 0800- 3344533 erreichen kannst.

Einfach nur traurig oder schon depressiv?
Nun zum eigentlichen Thema. Wann spricht man von einer Depression und wie macht sie sich bemerkbar? Von einer depressiven Episode spricht man, wenn Patienten über mindestens zwei Wochen hinweg unter den typischen Symptomen einer Depression leiden und keine organischen Ursachen (z.B. Schilddrüsenunterfunktion, neurologische Erkrankungen usw.) dafür verantwortlich sind. Dabei lassen sich Haupt- und Nebensymptome unterscheiden. Je nachdem, wie viele Symptome beider Kategorien gleichzeitig in Erscheinung treten, spricht man von einer leichten, mittelschweren oder schweren depressiven Episode.

Zu den Hauptsymptomen einer depressiven Episode zählen gedrückte Stimmung, Interessenverlust und Antriebslosigkeit. Was mit gedrückter Stimmung gemeint ist, liegt auf der Hand: Man fühlt sich traurig und hoffnungslos. Interessenverlust meint: Hobbys und eigene Interessen werden kaum noch wahrgenommen und Freunde oder soziale Aktivitäten vernachlässigt. Das Thema Antriebsverlust können sich Nicht-Betroffene nur schwer vorstellen. Dabei geht es nicht nur um fehlende Motivation zum Lernen oder Sport. Stark betroffene Patienten können nur noch mit Mühe und Not ihr Bett verlassen. Jede Bewegung bedeutet enorme Anstrengung und Überwindung und selbst die eigene Körperhygiene wird eine kaum zu meisternde Aufgabe.

Kommen wir zu den Nebensymptomen, die leider nicht angenehmer sind: Häufig haben Betroffene mit enormen Einschlafstörungen zu kämpfen und immer wiederkehrenden Gedanken, die sie nicht ablegen oder „lösen“ können. Selbst wenn sie endlich in den Schlaf gefunden haben, wachen sie nachts regelmäßig auf. Gleichzeitig plagen sie enorme Selbstzweifel, in der Regel unbegründete Schuldgefühle und eine sehr pessimistische Sicht auf die Zukunft und das Leben selbst.

Auch kognitive Störungen sind keine Seltenheit: Manche depressiven Patienten denken sogar, sie würden unter einer anfänglichen Demenz leiden, weil sie bislang unbekannte Phänomene wie Konzentrationsstörungen und Gedächtnisverlust an sich wahrnehmen, was wiederum Kommunikation und Konversation mit anderen erschwert. Beim sogenannten somatischen Syndrom kommen Libidoverlust, Früherwachen und Appetitlosigkeit hinzu. In der Konsequenz macht sich manchmal das Verlangen bemerkbar, sich selbst zu verletzen oder sogar sich das Leben zu nehmen.

Ob eine depressive Episode vorhanden und wie stark sie ausgeprägt ist, sollte letztendlich der Hausarzt, oder besser noch ein Psychologe oder Psychiater beurteilen. Solltest du bei dir selbst vermehrt und über einen längeren Zeitraum hinweg Symptome feststellen, wie wir sie eben geschildert haben, möchten wir dir wärmstens ans Herz legen, zumindest ein professionelles Gespräch zu suchen. Auch organische Ursachen können ein möglicher Auslöser sein. Allein deshalb schon ist es immer sinnvoll, die Sache abklären zu lassen.

Jonas: Nicht jede depressive Episode ist also gleich eine Depression. Und was es mit der ominösen Episode auf sich hat, sollten wir auch noch erklären.

Wichard: Genau das schauen wir uns jetzt mal genauer an.

Depression = Depression?

Wenn die Kriterien einer depressiven Episode zutreffen und keine organische Ursache vorliegt, gilt es genau hinzusehen. Zuerst einmal spricht man von depressiven Episoden, da Depressionen zumeist episodisch auftreten: monophasisch, d.h. nur einmal, polyphasisch, d.h. mehrmals, mit Zwischenphasen, in denen es dem Patienten wieder besser geht, sowie unipolar oder bipolar. Ganz schön viele Fachbegriffe, aber am Ende gar nicht so schwer zu verstehen.

Von unipolaren depressiven Episoden spricht man immer dann, wenn sich ausschließlich depressive Episoden zeigen. Im Gegensatz zu bipolaren depressiven Episoden, bei denen mindestens einmal eine Phase auftrat, in der der Patient übermäßig heiter und ungewöhnlich aufgedreht war. Bei bipolaren Störungen wechseln sich depressive Episoden mit manischen Phasen ab, in denen die Patienten kaum schlafen, überdreht und grenzüberschreitend handeln, unrealistische Fantasiepläne entwickeln und unter Größenwahn leiden. Auch solche Phasen können sehr gefährlich sein. Der behandelnde Arzt sollte deshalb in der Anamnese einer Depression immer abklären, ob auch einmal eine manische Episode bestanden hat. In diesem Fall wird er die Behandlung anders ausrichten als bei einer „reinen" Depression.

Wie entstehen Depressionen – und kann man sie vermeiden?

Nun kommen wir zu einem wichtigen Punkt der Ursache von Depressionen. Wie entstehen sie? Und hat eigentlich jeder das gleiche Risiko, eine depressive Episode zu entwickeln?

Depressionen kommen, wie schon geschildert, gar nicht so selten vor. Die sogenannte Lebenszeitprävalenz (die beschreibt, wie hoch der Anteil der Patienten ist, die mindestens einmal im Leben an einer Depression erkranken) beträgt rund 20 Prozent. Vermutlich ist die tatsächliche Zahl noch höher, da viele Patienten aus Scham oder Angst vor Verurteilung den Weg zum Arzt gar nicht erst beschreiten. Bei diagnostizierten Depressionen fällt auf, dass insbesondere Frauen ein höheres Risiko zu haben scheinen: Etwa jede vierte Frau erleidet in ihrer Biografie mindestens eine depressive Episode, wohingegen nur etwa halb so viele Männer erkranken.

Auffällig sind außerdem familiäre Häufungen. Sind Verwandte ersten Grades betroffen, steigt das eigene Depressionsrisiko auf bis zu 30 Prozent, bei eineiigen Zwillingen sogar auf 50 Prozent. Genetik spielt also eine entscheidende Rolle. Allgemein jedoch gehen wir Mediziner im Falle einer Depression von einem multifaktoriellen Geschehen aus. Das bedeutet ganz einfach, dass mehrere Faktoren Einfluss auf die Entstehung eines Krankheitsbildes haben können. Zum Beispiel auch hormonelle Einflüsse oder das, was man mit der – Achtung merken! – sogenannten Monoamin-Hypothese beschreibt: Die Neurotransmitter Serotonin und Noradrenalin gehören zu den sogenannten Monoaminen. Da Antidepressiva genau deren Anteil im Körper steigern, geht man im Rückschluss davon aus, dass Depressionspatienten genau an der Stelle einen Mangel haben.

Auch spannend: Bei Patienten mit Depressionen konnten morphologische Veränderungen im Gehirn festgestellt werden, die sehr wahrscheinlich auslösend wirken. Dazu kommen psychische Faktoren wie traumatische und belastende Ereignisse, begünstigende Persönlichkeitsmerkmale und die sogenannte „erlernte Hilflosigkeit". Was das bedeutet? Betroffene übertragen Situationen, in denen sie subjektiv keinen Ausweg gesehen haben, auf ihr generelles Verhalten und gehen davon aus, dass sie selbst objektiv lösbare Situationen nicht mehr bewältigen können. Dadurch fühlen sie sich schuldig für ihre Probleme, verallgemeinern diese und haben keine Hoffnung, dass je eine Besserung eintreten könnte.

Zu den bereits erwähnten organischen Ursachen einer Depression zählen zum Beispiel Anämie (Blutarmut), Schilddrüsenstörungen, Demenz, Parkinson Erkrankungen sowie Malignome (Krebs).

Du siehst, es gibt eine Reihe von Gründen, weshalb die Stimmung kippen kann. Wichtig zu wissen ist, dass es gleichzeitig

Stellschrauben gibt, an denen du selbst drehen kannst. Situationen positiv zu bewerten und gesunde Denkmuster zu entwickeln, kann man erlernen und üben, doch dazu später mehr, wenn es um das Thema Therapie geht. Zuerst schauen wir uns an, wie die Diagnostik abläuft.

Keine Angst vor Arzt und Diagnose
Damit berühren wir schon einen echten Knackpunkt: Viele Patienten, denen es schlecht geht und die eigentlich einen Arzt aufsuchen sollten, tun dies nicht. Wie bei allen psychischen Erkrankungen ist zwar der Leidensdruck enorm, die Angst vor Verurteilung und Abwertung allerdings oft noch größer. Betroffene fühlen sich meist ohnehin minderwertig und schuldig und befürchten eine weitere schmerzhafte Verurteilung durch den Arzt oder Angehörige. Genau dieses Denken aber ist gefährlich, weil sich eine depressive Episode durch das bloße Aushalten und Nicht-Handeln weiter verstärkt und gleichzeitig schwerer zu behandeln wird. Der Arztbesuch ist aber in der Tat nicht schlimm. Insbesondere Fachärzte betreuen eine Vielzahl von Patienten in gleicher bzw. ähnlicher Situation und sind daher nicht nur medizinisch sondern auch im Umgang mit den Betroffenen bestens geschult.

Das Wichtigste in der Diagnostik ist das Gespräch mit dem Patienten selbst, gegebenenfalls auch mit Angehörigen. Oftmals fühlen sich Betroffene alleine dadurch schon besser, dass sie all die aufgestauten Emotionen wie durch ein Ventil schlagartig ablassen können. Im Zuge dieser Anamnese versucht der Arzt, die Grundzüge der Depression zu erörtern und ihre Symptome einzukreisen. Er klärt mögliche Ursachen, Traumata oder Belastungen ab, wenn nicht im Erst- dann in einem der Folgegespräche. Außerdem prüft er mögliche organische Ursachen. Dazu wird meistens Blut abgenommen, um den Vitaminhaushalt, das Bluteisen oder die Schilddrüsenhormone zu checken. Zur Untersuchung der Hirnströme führt der Arzt möglicherweise eine EEG (Elekroenzephalografie) durch. Eine MRT (Magnetresonanztomographie) gibt Aufschluss über morphologische Veränderungen des Gehirns oder mögliche Blutungen und Tumore.

Antidepressiva und wie sie wirken
Keine Sorge, mit einer depressiven Episode kommt man (in den allermeisten Fällen) nicht direkt in die Klinik. Häufig kann sie ambulant behandelt werden. Wie das Ganze abläuft, und was im Akutfall passiert, schauen wir uns jetzt genauer an.

Die Monoamin-Hypothese und ihre Therapie mit gezielten Antidepressiva war ja bereits Thema. Laut Studienlage erreicht man die besten Ergebnisse, wenn man die medikamentöse Therapie durch eine Psychotherapie (meist eine kognitive Verhaltenstherapie) ergänzt, dazu gleich mehr.

Zuerst einmal, wie wirken Antidepressiva? Sie sind vor allem dazu in der Lage, die wichtigen Neurotransmitter Serotonin (bekannt als Glückshormon) und das aufputschende Noradrenalin zu erhöhen. Das funktioniert unter anderem, indem sie an bestimmten Rezeptoren im Gehirn andocken und die Wiederaufnahme beziehungsweise den Abbau der freien Neurotransmitter unterbinden. Dadurch steigt deren Anteil, und nach etwa zwei Wochen fangen die Patienten an, sich besser zu fühlen. Außer Medikamenten, die aktivierend wirken, gibt es andere die sedieren, also müde machen. Wieso das, fragst du dich? Neben einem verminderten Antrieb am Tag, leiden Depressionspatienten häufig an Schlafstörungen. Um diesen entgegenzuwirken und gleichzeitig die Stimmung aufzuhellen, gibt es eine dritte Gruppe Antidepressiva, die über verschiedene Mechanismen genau diesen Doppeleffekt bedienen. Die Wahl des genauen Medikaments ist natürlich immer individuell vom Patienten abhängig und davon, wie stark gewisse Störungen bei ihm ausgeprägt sind.

Übrigens: Antidepressiva wirken bei Gesunden nicht stimmungsaufhellend und zeigen nur bei Patienten mit depressiven Symptomen Wirkung.

Wie alle Medikamente, haben vor allem diejenigen, die das Gehirn beeinflussen, auch Nebenwirkungen. Viele Antidepressiva sorgen für eine Gewichtszunahme, was definitiv belastend sein kann. Gleichzeitig treten besonders zu Beginn oft Schwindel, Übelkeit oder Kopfschmerzen auf. Wichtig ist hier eine enge Betreuung durch den Arzt und die eventuelle Anpassung der Medikation.

Bleibt der gewünschte Therapieerfolg aus, gibt es zwei Möglichkeiten: Entweder wird das Medikament gewechselt oder durch Lithiumsalze ergänzt, die die Wirkung des Antidepressivums steigern sollen (das Ganze nennt man dann Augmentation). Lithium wirkt bei Patienten mit Selbstmordgedanken außerdem zusätzlich antisuizidal und stimmungsstabilisierend.

Erzählen Sie doch mal: Wie fühlen Sie sich dabei?
Psychotherapie ist bei leichten Depressionen das Mittel der Wahl, bei mittelgradigen und schweren Formen wird sie mit Antidepressiva kombiniert. Sie ist ein riesiges Feld mit unglaublich vielen Ansatzpunkten. Schauen wir uns schwerpunktmäßig die kognitive Verhaltenstherapie an, die beim Umgang mit depressiven Patienten hauptsächlich zum Einsatz kommt.

Ziel der Therapie ist die kognitive Umstrukturierung. Bitte was? Bei der kognitiven Umstrukturierung geht es darum, kontraproduktive und negative Denkmuster zu erkennen und durch sinnvolle, positive zu ersetzen.

Patienten mit Depressionen zeigen oft Denkweisen, die zum einen nicht korrekt sind und zum anderen negative Emotionen und weitere Selbstzweifel auslösen:

- Übergeneralisieren: Einzelne Situationen werden verallgemeinert und blockierende Pauschal-Rückschlüsse gezogen. Wenn Jonas beispielsweise durch eine Prüfung fällt und anschließend denkt, er sei unfähig, das Studium generell zu schaffen oder allgemein irgendetwas zu erreichen, anstatt einfach nur zu erkennen, dass es eben nur eine Prüfung war, dann wäre das ein klassischer Fall von Übergeneralisierung (der übrigens nicht nur bei Patienten mit Depressionen auftreten kann).

- starker Pessimismus oder Katastrophisieren: Die Patienten gehen stets vom schlechtesten und schlimmstmöglichen Fall aus. Sie denken vorwiegend in Schwarz-Weiß-Mustern und in Extremen und sehen nicht das gesunde Mittelmaß. Motto: Entweder der Arbeitskollege hasst mich oder er liebt mich.

- willkürliches Schlussfolgern: Die Patienten ziehen alternativlose und meist inkorrekte Rückschlüsse, wobei sie oft sich selbst als negativen Auslöser wahrnehmen: „Der Kunde war unfreundlich zu mir, weil ich unsympathisch und doof bin." Vielleicht hatte der Kunde einfach nur einen schlechten Tag.

All diese Denkweisen treten bei Patienten mit depressiven Störungen sehr häufig auf. Sie sind oft der Tropfen Öl, der das Fass zum Überlaufen bringt und die Depression immer weiter anheizt. Destruktive innere Monologe und Selbstgespräche schwächen uns. Das ist kein Geheimnis. Vielleicht beobachtest du dich manchmal auch dabei, wie du in Gedanken versinkst und auf einmal alle Probleme gleichzeitig aufploppen – klassisches Overthinking.

Was kann die kognitive Verhaltenstherapie hier tun? Im ersten Schritt blockierende Denkmuster herausfiltern und bewusst machen. Das klappt meist im Gespräch mit dem Therapeuten oder durch aufmerksames Beobachten der eigenen Gedankengänge.

Anschließend geht es darum, diese Denkmuster zu durchbrechen und durch realistische, funktionale zu ersetzen. Oftmals hilft es auch, gewisse Gedanken einfach mit logischen Argumenten zu widerlegen.

Wenn Jonas bisher jede Klausur bestanden hat und nur ganz knapp durch die Prüfung gefallen ist, dann ist es doch eher unwahrscheinlich, dass er das Studium nicht schaukeln wird. Solche Argumente lassen sich zumeist bei fast allen dysfunktionalen Gedankengängen finden. Wichtig ist hier die offene Kommunikation, denn wenn der Patient seine Gedanken nicht preisgibt, kann er an diesen auch nicht arbeiten.

GEDANKEN IN BALANCE BRINGEN

- Wenn du bemerkst, dass dein Herz stark klopft, du zu schwitzen beginnst und in deinem Kopf die Worst-Case-Szenarios Karussell fahren, dann versuche zuerst einmal innezuhalten, um im Moment anzukommen. Betrachte zum Beispiel etwas Naheliegendes in deiner Umgebung (das können auch deine eigenen Hände sein), nimm die Formen, Farben, alle Einzelheiten und Details wahr. Damit verankerst du dich im Hier und Jetzt.

- Nun schließe die Augen und atme zehnmal tief in deine Lungen ein und langsam wieder aus. Stelle dir vor, dass du beim Ausatmen allen Stress und Anspannung loslässt und nach außen abgibst.

- Atme nun in deinem natürlichen Rhythmus weiter und versuche deine Muskeln zu entspannen. Ist dein Kiefer aufeinandergepresst, dann öffne leicht deinen Mund. Sind deine Schultern nach oben gezogen? Dann lass sie locker.

- Nun stelle dir innerlich die folgenden Fragen: Welches Gefühl ist gerade in mir vorherrschend? Angst? Trauer? Wut? Panik? Durch welches Erlebnis wurde es ausgelöst und welche Befürchtung steckt eigentlich dahinter? Sind meine negativen Zukunftsperspektiven überhaupt realistisch? Welche Lösungsansätze habe ich in der Vergangenheit schon entwickelt, die mir nun auch helfen können? Wen könnte ich um ein Gespräch bzw. um Hilfe bitten? Hilft es, wenn ich mich aufrege und Panik entwickle?

Diese vier Schritte unterstützen dich dabei, aus dem Negativ-Kreislauf herauszutreten, zur Ruhe zu finden und die Situation zu reflektieren, anstatt von ihr fortgerissen zu werden.

Was man noch tun kann

Besonders beim Eindosieren neuer Antidepressiva (denn diese zeigen erst nach etwa 14 Tagen erste Effekte), kann ein besonderer physiologischer Mechanismus helfen. Kennst du das, wenn du eine Nacht durchgemacht hast und irgendwann nicht mehr müde, sondern in dieser witzigen „Alles-egal-Stimmung“ warst? Manche bezeichnen diesen Vorgang auch als „nach müde kommt dumm“, was natürlich nicht wirklich charmant klingt, aber Depressions-Patienten helfen kann. Denn tatsächlich zeigt Schlafentzug bei ihnen kurzfristige antidepressive Effekte. Diese verschwinden zwar recht schnell wieder, können aber zumindest in Übergangs- oder besonders schweren Phasen punktuell unterstützen.

Eine weitere Behandlungsmethode ist die Elektrokonvulsionstherapie (EKT). Langes Wort und auch ansonsten klingt die EKT für eigentlich alle Patienten anfangs abschreckend, da sie im Gehirn über elektrische Impulse einen epileptischen Anfall auslöst. Früher, als es noch keine adäquate Narkose gab, war dieses Vorgehen zugegebenermaßen etwas brutal, heutzutage aber ist es dank verfügbarer Hilfsmittel ein absolutes Standardtool. Keine Sorge, die Patienten bekommen kaum etwas mit.

Zuerst versorgt man sie mit zusätzlichem Sauerstoff zur Stabilisierung. Anschließend werden sie sediert und schlafen ganz gemütlich ein. Außerdem erhalten sie ein Relaxanz, welches verhindert, dass der gesamte Körper zuckt wie bei einem echten epileptischen Anfall. Diesen Anfall möchte man bei der EKT nämlich nur im Gehirn auslösen. Das Ganze wirkt ungefähr wie ein Neustart beim PC und kann Depressions-Patienten nach mehrmaliger Anwendung über mehrere Monate hinweg in der Tat gut helfen.

Im Anschluss der Behandlung können eventuell leichte Kopfschmerzen, Muskelkater oder kurzfristige Gedächtnisstörungen auftreten, die jedoch wieder verschwinden. Du siehst, EKT klingt dramatisch, ist aber eigentlich gar nicht so schlimm – und wirkt!

Wow, das war jetzt aber ein ganz schöner Batzen. Jetzt ist der Moment für eine kleine Pause – steh kurz auf, trink ein Glas Wasser und dehn dich ein bisschen. Denn gleich geht es weiter mit den wirklich akuten Fällen.

Wenn man keinen Ausweg mehr sieht

Schauen wir uns den Extremfall an, wenn Depressionspatienten sich in einer enormen Akutlage befinden, die oft mit dem Gedanken, dem Wunsch oder sogar dem Versuch einhergeht, sich das Leben zu nehmen. In solchen Krisensituationen ist die Lage enorm zugespitzt. Die Patienten sind maximal belastet, können oft nicht mehr adäquat kommunizieren, da sie heftig und unaufhörlich weinen oder über die Maßen angespannt sind. In diesem Fall benötigt der Arzt besonderes Fingerspitzengefühl. Wichtig ist, den Patienten erst einmal zu beruhigen, um die Lage überhaupt einschätzen zu können. Das Thema Suizidalität muss offen auf den Tisch. Dadurch fühlen sich die Patienten meist entlastet, da sie nun aussprechen können, was sie bewegt. Der Arzt wird daraufhin abklären: Ist der Patient akut lebensgefährdet oder kann er glaubhaft versichern, weder sich selbst noch anderen etwas anzutun? Je nachdem wie die Lage ist, erfolgt die Einweisung in eine Fachklinik, eventuell in eine geschlossene bzw. geschützte Station oder die Verordnung einer entsprechenden ambulanten Behandlung. Medikamentös kommt meist Tavor zum Einsatz, ein Benzodiazepin, das angstlindernd und beruhigend wirkt.

GEFAHR IM VERZUG

MIT SELBSTMORD SCHERZT MAN NICHT

Wichtig: Wenn du bemerkst, dass Bekannte sich zurückziehen oder beiläufig oder „aus Spaß" suizidale Gedanken äußern, gilt es zu handeln! Jetzt heißt es, direkt professionelle Hilfe anzufordern, um den Sachverhalt abzuklären. Auch den Notruf zu wählen, ist definitiv nicht falsch, damit rettest du gegebenenfalls ein Menschenleben.

Jonas: Oh Mann, Wichard, kennst du das auch? Wenn es im Herbst so richtig schön dunkel und nasskalt wird, kann das schon mal auf die Stimmung schlagen.

Wichard: Logo, das geht vielen so. Was jetzt hilft: spezielles Licht aus der Steckdose.

Sonderfall Winterdepression

Wenn im Herbst und Winter die Sonne nicht mehr scheint, sind wir meist alle ein bisschen bedrückt. Tatsächlich kann die fehlende Sonneneinstrahlung eine Depression auslösen, die ihren Namen nach der Saison trägt, in der sie auftritt.

Die Therapie liegt auf der Hand: Durch Dunkelheit getriggerte Stimmungstiefs kontert man am besten mit Licht. Das blaue Licht einer Tageslichtlampe imitiert das Licht der Sonne. Lassen sich Patienten mehrere Minuten täglich damit bestrahlen, normalisieren sich Biorhythmus und Hormonproduktion in der Regel wieder. Die gute Nachricht bei Winterdepressionen lautet: Mit steigenden Sonnenstunden im Frühling verschwinden sie genauso schnell wieder, wie sie gekommen sind.

NOTHING BUT FEAR – ANGST- UND PANIKSTÖRUNGEN

Wir alle hatten schon einmal Angst. Sei es vor einer fiesen Prüfung, dem Gespräch mit dem Chef oder auch, wenn unser gebuchtes Parkticket bereits seit 15 Minuten abgelaufen ist. Angst begleitet uns quasi durchgängig im Alltag. Und Angst ist im Allgemeinen auch gar nicht schlecht. Im Gegenteil, sie ist ein Urinstinkt, der uns schützen soll. Deshalb haben auch viele Menschen vor Spinnen Angst. Obwohl sie (heutzutage und in unseren Breitengraden) meist völlig harmlos sind, wird in unserem Gehirn die Amygdala, das Angstgedächtnis aktiviert. Die Folge sind Schweißausbrüche, Unwohlsein und ein rasender Puls. Angst kann aber auch übermäßig stark ausgeprägt sein. In diesem Fall ist sie weder begründet noch adäquat.

Für betroffene Patienten bringen Angststörungen einen enormen Leidensdruck mit sich, mit der Folge, dass sie sich oft voll und ganz aus dem sozialen Leben zurückziehen. Doch welche Angststörungen gibt es eigentlich? Und wie kann man am besten mit ihnen umgehen? Wichtig: Es handelt sich um Erkrankungen wie alle andere. Schamgefühle oder soziale Verurteilung seitens der Gesellschaft sind also völlig fehl am Platz.

Diese Typen gibt es

Alle Angststörungen haben eines gemeinsam, nämlich die Angst. Sie unterscheiden sich jedoch in ihrer Ausprägung, Intensität und Dauer und in den Auslösern, die den Patienten triggern.

- Phobische Störung: Hierbei handelt es sich um die wahrscheinlich bekannteste Angststörung. Was macht sie aus? Eine übersteigerte Angstreaktion und ein damit einhergehendes Vermeidungsverhalten in Bezug auf bestimmte Situationen oder Objekte.

  Das Beispiel mit der Spinne (Arachnophobie) hatten wir bereits. Die Angst kann sich aber auch auf große Menschenansammlungen (Agoraphobie) oder die Präsentation vor einer Gruppe (soziale Phobie) beziehen. Es gibt zahlreiche weitere Triggersituationen wie Höhe (Akrophobie), alleine Reisen, geschlossene Räume (Klaustrophobie), Hunde und und und.

  Das Problem mit der phobischen Angst: Sie ist unbegründet, entsteht in ungefährlichen Situationen und hat häufig ein Vermeidungsverhalten zur Folge. Patienten empfinden Angst vor der Angst und eventuellen Panikattacken. Um diese zu vermeiden, versuchen sie, die für sie auslösenden Situationen zu umgehen. Beispielsweise verlassen sie das Haus nicht mehr, um nicht mit Menschenansammlungen konfrontiert zu werden. Dadurch fühlen sie sich kurzfristig besser, langfristig aber wird die Angst, sich in Gesellschaft zu begeben, nur noch größer. Und der eigene Handlungsspielraum dadurch immer kleiner.

- **Panikstörung:** Hier kommt es, auch ohne spezifische Auslöser, zu heftigen Panikattacken, die für den Patienten eine enorme körperliche Reaktion mit sich bringen. Sie beginnen meist sehr plötzlich, steigern sich auf ein Maximum und klingen nach 10-30 Minuten wieder ab. Dieses Erlebnis ist so belastend für die Patienten, dass sie nicht selten schon aus Angst vor einer erneuten Panikattacke eine Panikattacke erleiden. Ein Teufelskreis, bei dem definitiv professionelle Hilfe angesagt ist.

- **Generalisierte Angststörung:** Wie der Name bereits sagt, verläuft diese eher chronisch. Das heißt, die Patienten leben über einen längeren Zeitraum hinweg fast durchgängig mit einem gewissen Angstlevel und Unbehagen. Sie haben böse Vorahnungen und sind oft besorgt und angespannt. Auch hierfür gibt es keine spezifischen Auslöser. Die Reaktion ist jedoch meist weniger intensiv als bei den beiden zuvor genannten Angststörungen.

Jetzt noch einmal kurz und knackig: Die phobische Angststörung hat einen akuten (plötzlichen) Charakter und spezifische Auslöser, die die Angstreaktion hervorrufen. Auch die Panikstörung verläuft akut, jedoch bleiben hier definierbare Auslöser aus. Auch die generalisierte Angststörung tritt ohne bestimmte Auslöser auf, ist aber vom Umfang eher durchgängig (chronisch) und weniger stark ausgeprägt.

Symptomcheck: Ab wann ist Angst eine Störung?

Eine akute Angstreaktion spiegelt sich oft in mehreren Symptomkomplexen. Wie auch beim Stress handelt es sich um eine stark zugespitzte Fight-or-Flight-Reaktion. Der Sympathikus, derjenige Teil des vegetativen Nervensystems, der den Körper in erhöhte Leistungsbereitschaft versetzt, ist hoch aktiviert. Es kommt zu Herzrasen und -pochen (sogenannten Palpitationen), Schweißausbrüchen, Zittern und einem trockenen Mund.

Im Thorax und Abdomen können Symptome wie Enge in der Brust, Luftnot, Übelkeit und Erbrechen auftreten. Weil das u.a.

auch Symptome für einen Herzinfarkt sein können, müssen sie in jedem Fall diagnostisch präzise abgeklärt werden, um kritische Fehlannahmen auszuschließen.

Patienten beschreiben außerdem Schwindelgefühle und das Gefühl, neben dem eigenen Körper zu schweben. Alles, was sie unmittelbar umgibt, erscheint plötzlich weit entfernt und wie im Nebel. Manche leiden unter der enormen Angst zu sterben und die Kontrolle über die Situation zu verlieren, in der sie sich gerade befinden, was ihre Angstreaktion nur umso mehr verstärkt.

Nicht selten treten Angststörungen auch in Kombination mit weiteren psychischen Erkrankungen auf, wie beispielsweise Depressionen oder Zwangsstörungen, was die Therapieintensität und natürlich die grundsätzliche Notwendigkeit einer Therapie entsprechend erhöht. Wo wir gerade über Therapie reden, wie sieht die eigentlich aus? Genau das schauen wir uns jetzt genauer an.

Schluss mit der Angst – so gehts!

Leider lässt sich der Angst-Schalter nicht einfach umlegen. Patienten also zu sagen, dass Spinnen nicht so gefährlich sind und sie sich deswegen keine Sorgen machen müssen, wird höchstwahrscheinlich nicht funktionieren. Angststörungen sind ernstzunehmende, tiefverwurzelte Reaktionen, die sich nicht einfach so aus dem Gehirn löschen lassen.

„Löschen" ist hier jedoch genau das Stichwort. Das wiederum funktioniert über die klassische Exposition am effektivsten, d.h. der Patient wird mit seiner Krankheit konfrontiert. Ihn jedoch auf direktem Weg mit Spinnen zu bewerfen, wäre sicher nicht der richtige Weg. Entscheidend für den Betroffenen ist, zusammen mit seinem Therapeuten im ersten Schritt die Grundzüge und Muster seiner Erkrankung nachzuvollziehen. Wenn man Ursachen und Abläufe einer Dynamik versteht, wirkt sie weniger heftig und unerwartet und wird damit auch besser kalkulierbar. Ein Vorgehen der Psychoedukation: Der Patient lernt sich und seine Angstreaktion quasi kennen.

Bevor es im nächsten Step zur Expositionstherapie geht, müssen individuelle Trigger und Reaktionen vorab klar definiert werden. Wenn der Patient beim bloßen Gedanken an eine Spinne eine massive Panikattacke erleidet, wäre es nicht sinnvoll, ihm aus dem Nichts eine Vogelspinne auf die Hand zu setzen. Besser greift in diesem Fall die behutsame und schrittweise Desensibilisierung, also zum Beispiel zunächst das Bild einer Spinne zu betrachten, dann ein künstliche Spinne zu berühren und schließlich vielleicht mit einer echten in Kontakt zu kommen.

Angst kann ab einem gewissen Maß, dem Maximum, nicht mehr stärker werden. Dieses Prinzip macht man sich bei der Expositionstherapie zunutze. Die Patienten lernen einerseits, dass ihnen nichts Schlimmes widerfährt und zum anderen, dass ihre Angst genauso wieder verschwindet, wie sie gekommen ist.

Beim Flooding läuft das Ganze etwas abrupter: Hier konfrontiert man den Patienten direkt und real mit seiner Angst. Gleichzeitig erlernen die Betroffenen Entspannungsübungen, um sich selbst in kritischen Situationen beruhigen zu können.

Auch bei Angststörungen gibt es medikamentöse Ansätze. Langfristig helfen hier Antidepressiva. In Akutsituationen kommen Notfallmedikamente zum Einsatz, um die Patienten überhaupt erst einmal zu beruhigen. Hier greift man in der Regel zu Benzodiazepinen, die schnell und kurz wirksam Angst und Aufregung lindern können. Diese sind jedoch (immer) mit Vorsicht zu genießen, weil sie besonders bei Angststörungen schnell abhängig machen können. Den Betroffenen geht es damit situativ rasch besser, entsprechend steigert sich ihr Verlangen danach.

IM KORSETT: ZWÄNGE MACHEN DAS LEBEN ENG

Kommen wir zum nächsten großen Thema, das eng mit Angststörungen und Depressionen vergesellschaftet ist – den Zwangsstörungen. Sie äußern sich durch wiederholt sich aufdrängende Gedanken oder Handlungen, die Betroffene als sinnlos und nicht korrekt empfinden, die allerdings zu einem enormen Leidensdruck führen, weil die Patienten oftmals ihrem Drang nachgeben (müssen), den sie aus Scham versuchen zu verbergen. Das führt nicht selten zu erheblichen Einschränkungen im Alltag und kann die Teilhabe an Beruf und Sozialleben stark beeinträchtigen.

Wie zeigen sich Zwänge?

Wenn du dir regelmäßig die Hände wäschst oder wenn du es in deiner Wohnung einfach gerne ordentlich hast, musst du dir keine Sorgen machen. Das sind gesunde und unbedenkliche Handlungen.

Wenn diese Handlungen aber ein Übermaß an Zeit in Anspruch nehmen, und ihr Unterlassen zu Angst und Nervosität führt, dann könnte mehr dahinterstecken. Zwänge zeigen sich, indem sie mindestens 14 Tagen lang immer wieder auftreten und es schwer oder unmöglich ist, sie NICHT „auszuleben".

- Bei Zwangsgedanken handelt es sich, wie der Name schon sagt, primär nur um Gedanken, die jedoch nicht selten auch in die Tat umgesetzt werden. Die Patienten wissen, dass es ihre eigenen Gedanken sind, die sie quälen, und empfinden diese Situation als sehr belastend. Beispiele sind das ständige Denken an Schmutz oder mögliche Infektionen oder das krankhafte Verlangen nach Ordnung und Symmetrie.

- Zwangsimpulse sind eine Unterform der Zwangsgedanken. Hierbei handelt es sich um sich aufrdängende Handlungsimpulse, wie beispielsweise das Auto in den Gegenverkehr hineinzulenken oder ähnliches. Normalerweise werden Zwangsimpulse nicht in die Tat umgesetzt, können bei Patienten aber starke Ängste auslösen.

- Von Zwangshandlungen spricht man, wenn sich Zwangsgedanken in Taten ausdrücken. Ein Beispiel: Patienten waschen und desinfizieren sich aus Angst vor Infektionen übermäßig oft die Hände. Dabei gehen sie meist ritualisiert vor und folgen ganz bestimmten Handlungsabläufen. Wird dieser Vorgang unterbrochen, muss wieder von vorne begonnen werden, weil es sonst nicht „richtig" gemacht wurde. Ein stetiger Kreislauf kann entstehen ...

Derartige Handlungen sind extrem zeitaufwendig und verursachen daher bei Patienten nicht selten berufliche Probleme, zum Beispiel durch häufiges Zuspätkommen. Betroffene empfinden ihre Handlungsmuster zwar als unangenehm, weil sie sie ebenfalls als sinnlos bewerten, kurzfristig wirken sie jedoch dennoch angstlösend und senken die vorhandene Anspannung.

Und was kann man tun?

Zwangsstörungen klingen vielleicht erstmal nicht so schlimm, sie erzeugen bei Betroffenen allerdings einen riesigen Leidensdruck. Oftmals gelingt es Patienten nicht, sich alleine aus Zwängen zu befreien, wodurch sie meist ein Leben lang von ihnen gesteuert werden.

Nicht selten bilden sich dabei weitere Zwänge und/oder psychische Erkrankungen wie Depressionen und Angststörungen aus.

Wir haben weiter oben schon über das Thema Scham gesprochen. Betroffene gehen oft nicht zum Arzt, um ihren Zwang nicht offenlegen zu müssen. Dadurch wird die Erkrankung über mehrere Jahre verschleppt, bis sie nicht mehr auszuhalten ist. Auch hier gilt: Ein früher Arztbesuch kann sowohl die Therapie als auch den Verlauf erheblich erleichtern.

Was hilft nun bei Zwangsstörungen? Auch hier kommt wieder die Verhaltenstherapie ins Spiel. Expositionstraining bringt, wie beim Thema Angst, oft die besten Ergebnisse. Heißt, ein Patient mit Waschzwang wird versuchen, sich eine bestimmte Zeit lang nicht zu waschen, oder Erde mit den bloßen Händen anzufassen. So lernt er, dass nichts Schlimmes passiert, und es wird ihm mit der Zeit leichter fallen, seinen Zwängen zu widerstehen, bis diese gegebenenfalls ganz verschwinden. Ergänzt wird die Therapie in vielen Fällen durch Antidepressiva.

Wichard: Das soll zu diesen Erkrankungen erstmal genug sein. Bevor wir zur nächsten kommen… Jonas, wie läuft eigentlich deine Diät?

Jonas: Könnte besser gehen, ich bin einfach eine kleine Naschkatze, aber ich mache mich da nicht verrückt. Das wird – langsam, aber stetig.

Wichard: Das klingt, als würdest du sehr gesund an die Sache herangehen. Leider ist das nicht bei allen so, und das schauen wir uns jetzt an.

ESSSTÖRUNG STATT GESUNDER GENUSS

Ein paar Kilo zu viel, zumindest hin und wieder, kennen wir alle und auch den Ärger darum. Auch eine Diät kann nicht schaden.

Vorsicht geboten ist allerdings bei ernsthaften Essstörungen: bei Anorexie, also Magersucht, Bulimie, Heißhungerattacken mit anschließendem Erbrechen und der Binge-Eating-Störung, Heißhungerattacken ohne anschließendes Erbrechen. Diese drei Unterformen hängen oft eng zusammen und können teilweise auch ineinander übergehen.

Anorexia nervosa – der krankhafte Wunsch abzunehmen
Wir alle kennen sicherlich Bilder von an Anorexie erkrankten Menschen. Man sieht ihnen meist direkt an, dass ihr Körpergewicht nicht gesund sein kann. Tatsächlich sind deutlich mehr Frauen als Männer betroffen, meist im Jugend- und jungen Erwachsenenalter. Besonders tragisch sind die weitreichenden gesundheitlichen Folgen und die hohe Legalität dieser Erkrankung.

Doch bis wann gilt man noch als sehr schlank und ab wann als, an Anorexie erkrankt? Wie meist in der Medizin, gibt es hier feste Diagnosekriterien, die erfüllt sein müssen.

- Körperschemastörung: Die Patienten leiden an einer Störung ihres Selbstbildes und ihres Selbstwertgefühls. Unabhängig vom individuellen Gewicht empfinden sie ihren eigenen Körper stets als zu dick. Oftmals schämen sie sich für ihn und versuchen ihn gleichzeitig durch weite Kleidung zu kaschieren.

- tatsächliches Gewicht: Bei einem BMI von 17,5 kg/m² liegt Untergewicht vor.

- ständiges Bemühen, Gewicht zu verlieren: entweder passiv, ausschließlich durch Nahrungsverweigerung, oder aktiv, durch zusätzliches übermäßiges Trainieren, selbst herbeigeführtes Erbrechen oder Medikamentenmissbrauch.

- Ehrgeiz und Erfolgsorientierung: Anorexie-Patienten fokussieren das Thema Ernährung in überspitzter Weise und achten genaustens auf die Kalorien, die sie zu sich nehmen.

- endokrine Folgeerscheinungen: Geringes Gewicht und Mangelernährung bringen den Hormonhaushalt aus dem Gleichgewicht. Oft bleibt die Regelblutung aus und die Libido geht verloren.

- Blutwertbestimmungen helfen, sich ein genaueres Bild bestehender Beeinträchtigungen zu machen oder auch eventuelle andere Ursachen eines Gewichtsverlusts auszuschließen.

Was Anorexie mit dem Körper macht

Medizinisch betrachtet gilt zu viel Gewicht zwar als schädlich, aber auch zu wenig Körpergewicht hat weitreichende Folgen. Unser Körper ist auf eine ausgewogene Ernährung und ausreichend Energie angewiesen. Ansonsten können ab einem gewissen Punkt körpereigene Prozesse nicht mehr aufrechterhalten werden. So ist es auch bei der Anorexie.

Ihre Folgeerscheinungen betreffen sämtliche Organsysteme! Insofern eine mehr als ernüchternde Nachricht in einer Gesellschaft, die den Schlankheitswahn nicht sanktioniert, sondern immer noch fördert.

Um Energie zu sparen, schlägt das Herz langsamer und weniger kräftig, es wird nicht mehr ausreichend Blut gebildet, das Gehirn bildet sich zurück und schrumpft, es kommt zu Magen-Darm-Beschwerden, sogar der Knochenbau wird eingestellt. Der Körper entsendet durchweg Stresshormone und die Schilddrüsenfunktion ist eingeschränkt. Die Folgen sind kurz gesagt verheerend, weshalb die Anorexie auch eine so hohe Sterblichkeit mit sich bringt (von bis zu 5 bis 20 Prozent!).

Aufgrund der hohen Legalität ist es wichtig, frühzeitig Hilfe zu suchen und Betroffene dabei zu unterstützen, sich in Therapie zu begeben. Je nachdem, wie stark die Anorexie ausgeprägt ist, erfolgt die Behandlung stationär oder ambulant. In lebensbedrohlichen Situationen und bei akuten Komplikationen werden Betroffene in geschlossenen psychiatrischen Einrichtungen versorgt, um sie koordiniert außer Lebensgefahr zu bringen. Wichtigste Therapieoption ist die Steigerung der Nahrungsaufnahme. Da diese Methode aufgrund der Körperschemastörung oftmals abgelehnt wird, legt man in vielen Fällen eine Magensonde.

Ein zentraler Baustein ist die Psychotherapie. Ziel ist es, die krankhaften Denkweisen durch eine gesunde Beziehung zum Essen und eigenen Körper zu ersetzen. Hier werden meist mehrere Therapieverfahren kombiniert, um den Patienten bestmöglich helfen zu können.

Cheat Day mit anschließendem Erbrechen – Bulimia nervosa
Anders als bei der Anorexie kommt es bei der Bulimie zu unkontrollierten Essanfällen mit anschließendem selbst herbeigeführtem Erbrechen. Dadurch versuchen die Betroffenen, die erhöhte Kalorienaufnahme auszugleichen und einer Gewichtszunahme entgegenzuwirken. Auch wenn Bulimie-Patienten meist Normalgewicht haben, können sie schnell in eine Anorexie abdriften. Typisch für die Bulimie sind mindestens zwei Essanfälle pro Woche über drei Monate hinweg mit anschließendem Erbrechen. Manche Patienten praktizieren auch zeitweise (ungesunde) Fastenperioden oder greifen zu Medikamenten. Sie leiden unter den Essanfällen, und sorgen sich zuzunehmen oder zu dick zu sein.

In Gegensatz zur Anorexie liegt der BMI bei der Bulimie allerdings über dem Grenzwert von 17,5 kg/m^2. Auffällige Blutwerte, schlechte Zähne (bedingt durch den regelmäßigen Kontakt mit Magensäure) sowie Magen-Darm-Beschwerden zählen jedoch zum Krankheitsbild. Was hilft: Eine Verhaltenstherapie, die gegebenenfalls durch Antidepressiva unterstützt wird.

Die Binge-Eating-Störung

Binge Eating bedeutet exzessives Essen. Zwar sind die Patienten beim Binge Eating weniger stark gefährdet, allerdings zählt auch dieses Handlungsmuster ganz klar zu den Essstörungen.

Anders als bei der Bulimie folgt den extremen Essattacken kein Erbrechen. Daher kommt es bei den Betroffenen häufig zu einer teils stark entwickelten Adipositas (Fettleibigkeit). Abgesehen von den gesundheitlichen Negativeffekten eines deutlich zu hohen Körpergewichts, fühlen sich die Patienten nach ihren ausufernden Essanfällen oft wertlos, empfinden Ekel vor sich selbst und geraten in depressive Stimmungen. Als Beruhigungsimpuls folgt häufig die nächste Essattacke. Eine psychotherapeutische Begleitung in Kombination mit einem ernährungswissenschaftlich fundierten Diätplan kann diesen Kreislauf durchbrechen.

Insgesamt sind alle Essstörungen, die wir dir vorgestellt haben, stark mit den psychiatrischen Erkrankungen, die du bereits aus dem ersten Teil des Kapitels kennst, verquickt, was die Belastung für den Einzelnen deutlich verschärft. Daher, auch wenn wir es schon mehrmals gesagt haben, hole dir selbst oder Betroffenen in deinem Umfeld professionelle Unterstützung. Scham ist ein schlechter Ratgeber. Und der Job von Ärzten ist es schließlich zu helfen. Also lass sie diesen Job auch tun, um dir und anderen zu neuer Lebensqualität verhelfen.

KAPITEL 11

Guter Schlaf ist die halbe Miete

Wie du die Nacht optimal nutzt, um fit in den Tag zu starten

*Jonas: *Gäääähhhnnn**

Wichard: Was ist da los, Jonas? Ist doch schon 8 Uhr? Wir wollten eigentlich topfit den Podcast aufnehmen …

Jonas: Bin wach! Aber du weißt ja, mein Schlafrhythmus ist manchmal ausbaufähig.

Wichard: Wann warst du denn letzte Nacht endlich im Bett?

Jonas: Ich habe bis 3 Uhr gelernt und dann noch ein bisschen Football geschaut.

Wichard: Zum Glück reden wir heute über den Schlaf und darüber, wieso er so wichtig ist. Da kannst du gleich einiges mitlernen.

Jonas: Perfekt, dann erzähl mal, wieso wir nicht auf ihn verzichten können. Wobei ich die Zeit gut auch anderweitig nutzen könnte, anstatt im Bett zu liegen …

Wir kennen doch alle das Problem. Wir hätten gerne mehr als 24 Stunden Zeit am Tag. Vor allem, wenn wir bedenken, dass wir etwa ein Drittel unserer Lebenszeit „verschlafen". Da wäre es praktisch, wenn wir ein paar Stunden weniger im Bett verbringen würden, damit wir mehr Wachzeit hätten, oder?

Dieser Gedanke geht aber leider nicht auf. Du solltest wissen, dass unser Körper zwar faul ist und nur das Nötigste macht, aber schlafen tun wir eben nicht aus Faulheit – zumindest nicht nur.

Eine weitere Sache, die unseren Körper auszeichnet, ist nämlich, dass er ziemlich clever ist. Keine Funktion und Eigenschaft an ihm ist sinnlos. Über Jahrtausende hinweg haben wir uns evolutionsbedingt immer weiterentwickelt, manches haben wir abgelegt, manches haben wir neu in unser Verhaltensrepertoire aufgenommen, und doch ist da eine Sache, die auf jeden Fall geblieben ist: der Schlaf. Damit scheint er zweifelsfrei eine sinnvolle Funktion zu haben.

WIESO DEIN SCHLAF HEILIG IST

Das Ganze lässt sich ganz leicht anschaulich machen. Sprechen wir über dein Leben. Du hast sicher irgendwann schon einmal eine Nacht durchgemacht – sei es wegen einer wilden Party oder arbeitsbedingt.

Denk mal zurück, wie ging es dir am nächsten Tag? Warst du gereizt, unkonzentriert und hattest Heißhungerattacken? Unmissverständliche Zeichen deines Körpers, dass ihm etwas ganz Entscheidendes fehlte.

Denn schon wenige Nächte mit zu wenig Schlaf mindern deine körperliche und kognitive Leistungsfähigkeit enorm. Mehrere Nächte ohne Schlaf können sogar lebensgefährlich werden. Doch dazu später mehr. Atmen wir erst einmal durch und halten fest: Gesunder Schlaf ist grundentscheidend. Schließlich sorgt er für allerlei wichtige Dinge:

- Regenerationsprozesse des ganzen Organismus und die Zellerneuerung
- Abwehr von schädlichen Stoffen und Aufräumen von Zellresten (quasi Entsorgung der Abfälle, die über den Tag anfallen)
- Verarbeitung von Gelerntem und Erlebnissen des Tages (Einbau ins Langzeitgedächtnis)
- Neuverknüpfung und Wachstum von Nervenzellen im Gehirn
- Stärkung des Immunsystems

WIE LÄUFT EINE GESUNDE NACHT AB?

In Zeiten von Stress und Aufregung leiden sehr viele Menschen unter Schlafstörungen. Doch ehe wir uns die nicht funktionierende Seite der ganzen Geschichte ansehen, verschaffen wir uns erstmal einen Überblick, wie eine normale Nacht mit ausreichend Schlaf eigentlich aussieht. Nehmen wir einmal an, du hattest einen tollen Tag, warst beim Sport, hast lecker zu Abend gegessen und fällst jetzt todmüde ins Bett. Im Normalfall wirst du innerhalb von 5-20 Minuten einschlafen. Während du schläfst, durchläuft dein Körper vier bis fünf Schlafzyklen, die jeweils vier Schlafphasen mit verschiedenen Funktionen umfassen. Du kannst dir das wie den zyklischen Waschgang deines Geschirrspülers vorstellen.

Jede Phase dauert etwa 90 Minuten und beinhaltet sogenannte REM- und Non-REM-Phasen (was das genau bedeutet, erklären wir gleich). Non-REM-Schlafphasen bezeichnen Einschlaf-, Leichtschlaf- und Tiefschlafphasen. Diese wechseln sich innerhalb von 90 Nachtminuten ständig ab. Am bekanntesten aber ist sicherlich die REM-Schlafphase, anders gesprochen, der Stoff, aus dem die Träume sind. Kennst du das, wenn du aufwachst und genau weißt, was du gerade im Traum erlebt hast? Dann bist du vermutlich mitten in einer REM-Schlafphase aufgewacht.

SWEET DREAMS – DIE REM-SCHLAFPHASE

Wer freut sich nicht über schöne Träume! Sicher kennst du aber auch diese Sorte: komplett verwirrende Szenen, in denen du Menschen oder Situationen der letzten Tage und Wochen wild und absolut sinnfrei durchmixt erlebst. Jackpot, das ist dein REM-Schlaf. Nicht immer ganz verständlich, dafür aber umso wichtiger für dein Gehirn.

Was bedeutet REM-Schlaf eigentlich? REM ist ein Akronym und steht für Rapid-Eye-Movement. Der Name ist hier mehr als sprechend. Im REM-Schlaf, auch Traumschlaf genannt, bewegen sich deine Augen meist sehr schnell. Wir sehen innere Bilder, die unsere Augen nachverfolgen, als wären es reale Eindrücke. Hier ist viel Dynamik im Spiel. Anders als bei deinem restlichen Körper übrigens, der in dieser Schlafphase wie gelähmt ist. Eine perfekte Kombination, denn dein Gehirn macht zwischen im Schlaf und in der Realität Erlebtem keinen großen Unterschied. Es könnte also unter der Decke schnell gefährlich werden, wenn du geträumte Bewegungen tatsächlich auch ausführen würdest. Trotzdem kann es manchmal zu leichten Körperzuckungen kommen, insofern ist der ein oder andere versehentliche Tritt quasi unvermeidlich, wenn man sich ein Bett teilt.

Doch kommen wir zurück zur Funktion des REM-Schlafs. Kennst du den Trick? Du musst für den nächsten Tag etwas vorbereiten und gehst dein Skript oder deine Notizen bewusst vor dem Schlafengehen noch einmal durch? Dieses Vorgehen kann sich tatsächlich als sinnvoll erweisen. Der ein oder andere Anhänger dieser Methode berichtet davon, im Schlaf das frisch Memorierte noch einmal durchlebt zu haben. Und so ist es oft auch.

Jonas: Hey, Wichard, sag bloß, du nimmst deine Bücher mit unter die Decke?

Wichard: O.k., Jonas, ich muss dir ein Geständnis machen.

Zugegebenermaßen waren meine Lernroutinen oft nicht die vorbildlichsten. Während meiner Unizeit habe ich tatsächlich meistens im Bett gelernt – kein Witz. Um einen gesunden Schlaf zu entwickeln, den wir dir in diesem Kapitel näherbringen möchten, ist das natürlich nicht gerade förderlich. Insofern bin ich an der Stelle wahrscheinlich nicht das allerbeste Vorbild. Außerdem macht Schlafzimmer-Lernen schneller müde. Doch Achtung, genau jetzt kommt der Trick: Eben diesen Effekt aber konnte ich für mich nutzen. Ich habe entsprechend viele Power-Naps eingestreut und im Halbschlaf das Gelernte wiederholt. Tatsächlich werden auf diese Weise Lernprozesse unterstützt und Erlebtes und Gelerntes ins Langzeitgedächtnis eingebaut.

Genau hier kommen wir zur zentralen Funktion des REM-Schlafes: Er soll dich nämlich nicht nur mit abgefahrenen Träumen versorgen, sondern ist essenziell für dein Gehirn. Folgendes fand die Forschung in diesem Zusammenhang heraus: Das intensive Träumen in dieser Phase hilft deinem Gehirn dabei, gesammelte Informationen und Daten des Tages zu verarbeiten. Alles, was du erlebt und neu dazugelernt hast, aber auch für dich Belastendes sowie allgemein Emotionales wird nun noch einmal „angefasst", einsortiert und Unwichtiges dabei gleich aussortiert. Wir können uns schließlich nicht alles merken. Auf der anderen Seite werden für uns besonders wichtige Erinnerungen, das heißt Erlebtes, das mit starken Emotionen verknüpft ist, mit dem Langzeitgedächtnis verknüpft und dort „abgelegt". Deshalb ist es auch so wichtig, Spaß beim Lernen oder in der Vorbereitung von Präsentationen und Vorträgen zu entwickeln – was manchmal gar nicht so einfach ist, oder?

Der REM-Schlaf kann aber noch viel mehr: In dieser Phase mutiert dein Gehirn zum echten Problemlöser. Es verarbeitet ungelöste Fragen und Hindernisse und bildet durch kreative Denkmuster neue Lösungsansätze heraus. Mal eine Nacht über etwas schlafen ist also gar keine schlechte Idee.

Du siehst, ohne REM-Schlaf geht es nicht. Aber was passiert, wenn wir zu wenig träumen?

DIE FOLGEN VON REM-SCHLAF-MANGEL

Keine Sorge, meistens denken wir nur, dass wir nicht geträumt haben. In Wahrheit träumen wir und können uns nur nicht daran erinnern. Doch es kann auch passieren, dass die REM-Anteile in den Schlafzyklen zu gering ausfallen. Der REM-Schlaf konzentriert sich meist auf die zweite Nachthälfte. In dieser Zeit werden die REM-Phasen länger, was wiederum bedeutet, dass du potenziell nun sehr viel träumst. Schläfst du regelmäßig zu kurz und kannst dadurch die Phasen der zweiten Nachthälfte nicht voll auskosten, kann dein Gehirn darunter leiden.

Jonas, jetzt wird es interessant für dich! Untersuchungen zeigen, dass zu wenig REM-Schlaf vor allem zu Verhaltensänderungen bei Patienten führen kann. Betroffene zeigen Störungen in der Impulskontrolle und neigen zu Essanfällen, aggressivem und sexuell enthemmtem Verhalten. Auch Konzentration und Lernfähigkeit nehmen unter REM-Schlafmangel ab. Neben Schlafmangel können übrigens auch Medikamente, darunter sogar Schlafmittel, dazu führen, dass die REM-Phase zugunsten der anderen Schlafphasen verdrängt wird. Insofern sollte bei einer entsprechenden Medikation dieser Punkt mit bedacht werden und zuerst einmal gecheckt werden, ob sich mit natürlichen Mitteln Abhilfe schaffen lässt.

WAS PASSIERT IN DEN NON-REM-SCHLAFPHASEN?

Um erstmal mit einem Mythos aufzuräumen: Auch in diesen Phasen kann geträumt werden, nur eben nicht so intensiv wie im REM-Schlaf.

Du kennst das Phänomen sicherlich. Du schlummerst langsam ein und plötzlich zuckst du heftig. Willkommen in der ersten Non-REM-Schlafphase. In der Einschlafphase wechseln wir zwischen Wach- und Schlafzustand hin und her. Jetzt bereitet sich der Körper auf das eigentliche Schlafen vor. Der Puls sinkt langsam, und dein Körper entspannt sich. Hast du am nächsten

Morgen noch genau jenen Moment präsent, in dem du eingeschlafen bist? Nein? Das ist auch normal so. An die Einschlafphase können wir uns meist nicht erinnern. Tatsächlich befinden wir uns auch nachts mehrfach in diesem leichten Wachzustand, doch auch das vergessen wir oft unmittelbar wieder.

Dein Körper ist nun im Schlafzustand und pendelt in die nächsttiefere Phase – den Leichtschlaf. Diese Phase durchlaufen wir mehrfach pro Nacht, sie kann bis zu 50 Prozent der gesamten Schlafenszeit ausmachen. Unsere Muskeln entspannen sich mehr und mehr, und auch unser Puls fällt weiter. Auch das Gehirn entspannt sich langsam und bereitet sich auf den Tiefschlaf vor, in welchem es einen Reset durchläuft.

Während der REM-Schlaf hauptsächlich mit Prozessen verquickt ist, die vornehmlich das Gehirn betreffen, sorgt der Tiefschlaf für den ganzen Körper. Dein innerer Computer fährt herunter, alle Systeme werden bereinigt und neu gestartet. Deine Körpertemperatur sinkt, dein Kreislauf kommt zur Ruhe und deine Gehirnwellen verlaufen nun in gleichmäßigen, synchronen Wellen.

Das ist extrem wichtig, denn nur so kann dein Gehirn einmal durchgespült werden, wobei es Schad- und Abfallstoffe ausschwemmt. Aber nicht nur dein Gehirn profitiert vom Tiefschlaf. Im gesamten Körper laufen jetzt Wachstums- und Regenerationsprozesse ab.

Du kennst doch sicher den Spruch: In der Pause wächst der Muskel. Der Tiefschlaf ist genau diese Pause. Wachstumshormone und Reparaturmechanismen helfen deinem Körper, sich an die Anforderungen deines Alltags anzupassen und Zellschäden zu beheben. Auch dein Immunsystem bekommt in dieser Phase einen wichtigen Boost.

Dadurch dass der Tiefschlaf vermehrt in der ersten Nachthälfte auftritt, kann sich dein Körper glücklicherweise auch in kurzen Nächten gut regenerieren (sofern du einigermaßen pünktlich ins Bett gehst). Wenn du dich am nächsten Morgen ausgeruht fühlst, ist das in jedem Fall ein Zeichen dafür, dass dein Tiefschlaf ausreichend war. Apropos Tiefschlaf, er macht seinem Namen alle Ehre. Wenn dein Wecker genau in dieser Phase klingelt, kann es schon einmal sein, dass du ihn überhörst. Im Tiefschlaf sind wir nämlich, ähnlich wie im REM-Schlaf, nur sehr schwer aufweckbar.

WIE VIEL SOLLTEST DU SCHLAFEN?

Wir hören häufig Geschichten erfolgreicher Menschen, die um 3 Uhr aufstehen, um zu arbeiten und nur vier bis fünf Stunden Schlaf brauchen. Vielleicht fragst du dich, was du falsch machst? Die Antwort lautet: gar nichts. Denn langfristig stellt sich bei diesem Modell in jedem Fall die Gesundheitsfrage. Ebenso wie im Schichtdienst oder im stressigen Berufsalltag Schlaf gerne mal zu kurz kommt.

Im Prinzip kannst du dir das Ganze wie ein Bankkonto vorstellen. Tagsüber verbrauchst du Energie und gibst von deinem Guthaben aus. Die Nacht dient dazu, dein Konto wieder aufzufüllen. Wenn du zu kurz schläfst, bist du am nächsten Tag im Minus. Kein Problem, sofern du die folgende Nacht ein wenig mehr schläfst.

Nur gibt es Situationen, in denen du dein Minus nicht immer ausgleichen kannst. Schläfst du zum Beispiel eine Woche lang nur sechs Stunden, obwohl du sieben brauchst, bist du am Ende der Woche mit fast einer ganzen Nacht Schlaf im Minus. Das wirkt sich mittel- und langfristig auf deinen Körper und dein Gehirn aus. Zwar merken wir das die ersten Jahre meist nicht, doch irgendwann schlägt jeder Schlafmangel einmal zurück.

Ab wann haben wir nun zu wenig Schlaf? Das kann man gar nicht mal so pauschal beantworten. Tatsächlich gibt es Menschen, die weniger und solche, die mehr Schlaf brauchen. Studien haben ergeben, dass der Mensch durchschnittlich sieben bis acht Stunden Schlaf benötigt, um im Gleichgewicht zu sein.

Du möchtest herausfinden, wann du am besten ins Bett gehen solltest? Nutze einfach dein neues Wissen. Schlafzyklen dauern etwa 90 Minuten. Man geht davon aus, dass etwa fünf dieser Zyklen optimal für die nächtliche Regeneration und Erholung sind. Das wären 450 Minuten, also 7,5 Stunden. Rechne jetzt von der Uhrzeit, zu der du aufstehen musst, entsprechend rückwärts. Klingelt dein Wecker um 7.30 Uhr, dann gehe um Mitternacht schlafen. Wenn du dich beim Aufstehen immer noch müde fühlst, versuche 20 Minuten früher zu Bett zu gehen. So kannst du deine für dich perfekte Schlafdauer ausloten.

JETLAG, SMARTPHONE UND ANDERE SCHLAFKILLER

Jeder, der schon einmal in eine andere Zeitzone gereist ist, kennt das Phänomen: Plötzlich heißt es, acht Stunden länger wach zu bleiben als üblich oder auch deutlich früher schlafen zu gehen. Für deinen Körper stellt das eine echte Belastungsprobe dar. Doch warum ist das so? Wieso können wir eigentlich nicht „einfach" schlafen, wann immer wir es wollen?

Du hast sicher schon einmal vom zirkadianen Rhythmus gehört, besser bekannt als der inneren Uhr: In deinem Körper läuft alles zyklisch ab: die Hormonausschüttung, Bewegungen im Energiehaushalt, Auf- und Abbauprozesse im Körper und auch dein Wach-Schlafrhythmus. Dieser zirkadiane Rhythmus besitzt in Bezug auf den Schlaf zwei Taktgeber, einen endogenen, d.h. körperbedingten, und einen exogenen, d.h. durch die Umwelt gesteuerten.

Der Nukleus suprachiasmaticus, ein synapsenreiches Kerngebiet deines Gehirns, das direkt über der Kreuzung der Sehnerven liegt, besitzt einen eigenen, etwa 24- bis 25-stündigen Grundrhythmus. Er ist in der Lage, wichtige Informationen über Hell und Dunkel abzuleiten und diese Signale an ein anderes Gehirnareal weiterzugeben, welches zur Abend- bzw. Nachtzeit das Schlafhormon Melatonin ausschüttet. Folgerichtig beginnen wir zu gähnen.

Unser „inneres“, endogenes System wird also vom exogenen System mit beeinflusst, sprich vom natürlichen Tag-Nacht-Rhythmus. Zugegebenermaßen war in diesem Punkt früher alles leichter, zumindest was unseren Schlaf betrifft: Denn damals gab es keine künstlichen Lichtquellen, Smartphones und LED-Fernseher, absolute Schlaf-Killer übrigens.

Wie läuft die Sache also im Normalfall: Draußen wird es langsam dunkler. Die Sonne geht unter, wir essen zu Abend und Ruhe kehrt ein. Wenn die Dämmerung langsam in Dunkelheit übergeht, wird unser Schlafsystem aktiviert. Unsere Zirbeldrüse schüttet Melatonin aus und wir werden müde.

Was passiert aber, wenn wir zu viel künstliches Licht um uns haben und den ganzen Abend bei Facebook, Instagram & Co. die latest posts durchklicken? Oder vielleicht noch am Laptop sitzen, um etwas für den Job vorzubereiten? Die Melatonin-Ausschüttung wird gehemmt, denn das blaue Geräte-Licht täuscht dem Körper vor, dass die Sonne noch scheinen würde. Und bei Tageslicht schlafen zu gehen, kann äußerst gefährlich sein. Man denke nur an die gefährlichen Säbelzahntiger vor der Höhle. Willkommen in der Urzeit!

Auch eine Reise in eine andere Zeitzone wirbelt unseren biologischen Rhythmus durcheinander. Dein Hormonsystem versteht nicht, wieso es plötzlich sechs Stunden früher als sonst dunkel wird. Eigentlich müsste doch erst später Melatonin ausgeschüttet werden? Und da haben wir das Dilemma – du kannst nicht einschlafen.

Hausgemachte Jetlags kann du übrigens auch daheim haben: Wenn du einmal zwei Stunden früher und tags darauf wieder zwei Stunden später ins Bett gehst, ist es für deinen Körper so, als würdest du an Ort und Stelle in andere Zeitzonen reisen. Das wiederum wirkt sehr belastend auf das ganze Körpersystem, und stört deine Schlafqualität und auch -dauer enorm. Für einen gesunden und guten Schlaf sind daher regelmäßige und ähnliche Schlafenszeiten absolut entscheidend.

SCHLAFLOS IN SEATTLE – UND AUCH DAHEIM

Neben Reisen in andere Zeitzonen gibt es aber auch noch andere Faktoren, die deinen Schlaf stören können. In diesem Zusammenhang unterscheiden wir primäre und sekundäre Ursachen.

Zu den primären und direkten Schlafräubern zählen vor allem:

- Stress in jeglicher Form
- Gedankenkreisen
- ungünstige Schlafbedingungen
- Schichtarbeit
- Zeitumstellungen und unregelmäßiger Schlafrhythmus

Zu den sekundären und indirekten Schlafräubern zählen:

- Medikamente
- Alkohol und Drogen
- organische, psychische oder neurologische Erkrankungen

Stress soweit das Auge reicht

Stress begleitet uns mittlerweile pausenlos. Alleine schon, wenn dein Handy klingelt, löst das in deinem Ur-Gehirn eine Mikro-Stressreaktion aus. Warum? Selbst das scheinbar harmlose Tuten simuliert eine Alarm-Situation, die in unserem Körper Adrenalin und Cortisol freisetzt und ihn in den Kampfmodus versetzt. Steckst du dann noch jobmäßig in einer anstrengenden Phase und sitzen dir diverse Deadlines im Nacken, sind Einschlafstörungen quasi vorprogrammiert.

Too hot to sleep

Du liest richtig: Dein Schlafzimmer im Speziellen und die Schlafbedingungen im Allgemeinen sind maßgeblich für guten Schlaf (mit)verantwortlich. Besonders, wenn es warm, laut und hell ist, herrschen suboptimale Bedingungen. Findet dann noch der klassische Kampf um die Decke statt, und möchte auch der Hund noch ein Plätzchen neben deinen Füßen, ist an erholsamen Schlaf nicht mehr zu denken.

Melatonin und blaues Licht sind keine Freunde

Unser Wach- und Schlafrhythmus wird wesentlich durch Licht gesteuert. Wenn Jonas nach einem stressigen Krankenhaustag noch Football im TV schaut und nebenher am Handy zugange ist, wird sein Gehirn mit einer ordentlichen Portion blauem Licht bestrahlt. Die Melatonin-Freisetzung ist gehemmt, Jonas wird nicht müde, kommt jedoch am nächsten Tag zur Podcast-Aufzeichnung um 8 Uhr früh nicht in die Gänge. Also tu deiner Zirbeldrüse etwas Gutes und schränke deinen Smartphone- und TV-Konsum abends ein, damit sie ihren Job machen und das Schlafhormon ausschütten kann.

Die Kehrseite der Schichtarbeit

Dass es für Mitarbeiter sehr belastend sein kann, im Schichtdienst zu arbeiten, ist kein Geheimnis. Besonders der ständige Wechsel von Früh- auf Spät- oder Nachtdienste ist für den Körper alles andere als gesund. Es gibt Untersuchungen, die zeigen, dass Schichtarbeit langfristig sogar schwere gesundheitliche Folgen haben kann, wie zum Beispiel Herz-Kreislauf-Erkrankungen und Depressionen.

Alkohol und Koffein

Eigentlich gehören an dieser Stelle auch Drogen mit dazu, aber vorbildlich, wie wir sind, können wir diese Rubrik überspringen, nicht wahr?

Schauen wir uns also die Sache mit dem Kaffee genauer an. Wer kennt es nicht? DAS Wundermittel am Morgen, um aus dem Bett zu kommen. Zu dieser Uhrzeit, kein Problem. Dieser Fresh-Up-Kick sei dir gegönnt. Wenn du deinen Kaffee allerdings auch nach 15 Uhr noch genießen willst, solltest du über koffeinfreie Bohnen nachdenken. Koffein verbleibt nämlich einige Stunden im Körper und kann später konsumiert deinen gesunden Schlaf nachhaltig stören.

Offen gesagt solltest du einen Tag auch durchstehen, ohne dich alle paar Stunden mit Koffein zu boosten. Genau deshalb lernst du hier ja auch, wie du nachts zu echter Erholung kommst.

Noch ein Wermutstropfen: Auch das Feierabendbierchen am Abend solltest du überdenken. Denn Alkohol mindert deine Schlafqualität erheblich. Wir sind ausgesprochene Tracking-Freaks, ich habe die Auswirkungen mehrfach bei mir selbst mitverfolgt und mir jedesmal wieder geschworen, nie mehr Alkohol zu trinken: Puls und Temperatur steigen, die Schlafphasen verlaufen sehr unruhig und der Schlaf ist im Allgemeinen wenig erholsam. Selbst, wenn man lang genug schläft, befindet man sich nur verkürzt im Tief- und REM-Schlaf, was wiederum den Regenerationseffekt deutlich mindert.

Erkrankungen, die deinen Schlaf hemmen

Starten wir mit der Psychiatrie und dem Krankheitsbild der Bipolaren Affektiven Störung: Hierbei wechseln sich Phasen gedrückter und depressiver Stimmung mit manischen Phasen ab. In manischen Perioden agieren die Betroffenen übermäßig aufgedreht und energiegeladen. Das spiegelt sich auch im Schlaf wider. Die Patienten verspüren oftmals einen derart starken Antrieb und Handlungseifer, dass sie nachts nur für wenige Stunden Ruhe finden. Dabei fühlen sie sich gleichzeitig topfit, sodass sie ihren Schlafmangel nicht einmal bemerken.

Durch unseren tendenziell ungesunden Lifestyle und das damit einhergehende Übergewicht, das immer mehr Menschen entwickeln, ist ein weiteres Phänomen auf dem Vormarsch: Das Obstruktive Schlafapnoe-Syndrom beschreibt eine Pathologie, bei der es zum zeitweisen Verschluss der oberen Atemwege kommt. Der Atemantrieb bleibt zwar erhalten, allerdings kann der notwendige Gasaustausch nicht mehr stattfinden. Diese Atempausen setzen unter anderem die Schlafqualität massiv herab. Die Nacht ist für die Patienten häufig nicht erholsam, sie fühlen sich auch am nächsten Tag spürbar erschöpft. Langfristig kann es zu Folgeerkrankungen wie Bluthochdruck, Schlaganfällen und weiteren Erkrankungen des Herz-Kreislauf-Systems kommen.

Auch Albträume können die Schlafqualität mindern. Es ist natürlich völlig normal, ab und an einmal schlecht zu träumen. Unser Gehirn verarbeitet und bewältigt auf diese Weise emotionale Erlebnisse. Wenn belastende Träume sich allerdings häufen, lohnt es sich, genauer hinzuschauen. Im Akutfall kann es zweifelsfrei sinnvoll sein, sich professionelle Hilfe zu suchen. Denn regelmäßige Albträume, die einen schweißgebadet hochschrecken lassen, verweisen nicht selten auf nicht verarbeitete Traumata.

SO SCHLÄFST DU WIE EIN BABY

Wir haben uns bereits angesehen, was eigentlich passiert, während du schläfst. Du weißt jetzt auch, dass es einige Faktoren gibt, die deinen Schlaf mehr oder weniger beeinträchtigen können.

Jetzt kommt die Kür. Wir sammeln ein paar Tipps und Tricks, mit denen du deinen Schlaf auf ein neues Level heben kannst. Damit die Gedichtinterpretationen aus dem Deutsch-Unterricht nicht umsonst gemacht wurden, orientieren wir uns am klassischen Aufbau: Einleitung – Hauptteil – Schluss. Beim Schlaf sind das die Vorbereitung, der Schlaf selbst und der nächste Morgen nach dem Aufwachen.

Die Vorbereitung

Zur Vorbereitung während des Tages zählt alles, was deinen Schlaf positiv beeinflussen kann. Dass du Kaffee und Alkohol weglassen solltest und alles, was kontraproduktiv für deine Gesundheit ist, hatten wir bereits. Deshalb fokussieren wir uns jetzt auf Dinge, die du vorbeugend tun kannst.

Gestalte deinen Alltag aktiv. Mit aktiv meinen wir nicht, dass du täglich neue Rekorde im Fitnessstudio aufstellen musst, auch wenn das natürlich toll wäre. Aktiv kann bereits heißen, dich regelmäßig zu bewegen. Die meisten Fitness-Tracker haben Funktionen, die dich daran erinnern, das jede Stunde einmal zu tun. Ohne Zweifel ein Jubelfest für deinen Kreislauf. Wenn du jetzt noch deine 10.000 Schritte am Tag schaffst und dich ein paar Mal pro Woche beim Sport auspowerst, machst du einiges richtig. Versuche aber, anstrengende Sporteinheiten möglichst nicht vor dem Schlafen zu absolvieren, denn sie aktivieren, anstatt zu beruhigen. Gegen eine abendliche Yoga-Einheit ist dagegen definitiv nichts einzuwenden.

Falls du zu Abend isst, solltest du versuchen, das nicht zu spät zu tun. Im Schlaf möchte sich der Darm regenerieren, anstatt Verdauungsarbeit zu leisten. Zum anderen holt sich unser Körper in diesem Fall benötigte Energie direkt aus der Nahrung und nicht aus unseren Fettereserven. Ungünstig für den Abnehmfaktor. Iss daher ein bis zwei Stunden früher als gewöhnlich und nimm möglichst leichte Kost zu dir.

Für die letzten Stunden vor dem Schlafengehen empfehlen wir dir Folgendes: Handy, Fernseher oder Laptop ausschalten. Falls dies ein zu harter Schritt für dich ist, kann es bereits helfen, den Blaulicht-Filter an den Geräten zu aktivieren. Der nächste Schritt wäre, zusätzlich eine Blaulicht-Filter-Brille zu nutzen. Damit kannst du deine Melatonin-Ausschüttung weiterhin aufrechterhalten. Künstliche Lichtquellen darfst du auch gerne durch Kerzen ersetzen.

Damit haben wir schon einmal beste Schlafvoraussetzungen im Zusammenspiel mit den biochemischen Prozessen in unserem Körper geschaffen. Doch ein entscheidender Knackpunkt sitzt in unserem Kopf, beziehungsweise dreht dort munter seine Runden. Wir kennen es alle, das Gedankenkreisen.

Entspannungsübungen können die mentale Spirale unterbrechen und dir dabei helfen, zur Ruhe zu kommen. Es muss nicht gleich die mehrstündige Meditation sein. Bereits einfache Atemübungen sind in der Lage, dein Stresslevel innerhalb weniger Minuten zu senken. Versuche heute Abend, dich zehn Minuten nur auf deine Atmung zu konzentrieren oder mit Hilfe der Body-Scan-Methode in alle Bereiche deines Körpers „hineinzufühlen". Hierzu gibt es auch eine Reihe feiner Apps, die dich anleiten können. Ansonsten nutze zum Start gern unser kleines Relax-Coaching in diesem Kapitel.

Was außerdem dabei hilft, deine Gedanken zu „zügeln", insbesondere wenn es darum geht, was du wann noch zu tun hast: Lege einen Zettel oder ein Notizbuch neben dein Bett. Schreibe alles auf, was dir vor dem Schlafengehen durch den Kopf geht. Auch wenn du bereits im Bett liegst, kannst du noch einmal kurz das Licht anmachen und zum Stift greifen. Das wird dir helfen, deinen Geist zu leeren und ohne Gedankenkreisen und Grübeleien einzuschlafen wie ein Baby.

Der Schlaf

Kommen wir zum eigentlichen Teil. Während du schläfst, kannst du zwar nicht viel optimieren, doch du kannst optimale Bedingungen schaffen, ehe du zu Bett gehst.

Denn unabhängig davon, ob dein Gehirn tiefenentspannt ist: Wenn in deinem Schlafzimmer 34°C herrschen, wird deine Nacht ganz sicher nicht erholsam. Die optimale Raumtemperatur liegt bei 18-19°C, denn dein Körper möchte sich wie ein Computer kurz herunterfahren und abkühlen. Großzügiges Lüften vor dem Schlafengehen ist übrigens auch gern gesehen. Wir alle wissen, wie es müffelt, wenn man am nächsten Morgen ein Schlafzimmer betritt.

Nun zum Thema Licht: Hier lautet die Devise, je dunkler, umso besser. Solltest du an der Stelle noch Nachholbedarf haben, empfehlen wir, die Fenster besser „abzuschotten" und leuchtende LEDs von technischen Geräten zu verbergen oder am besten den Stecker direkt zu ziehen. Versuche zuletzt, Lärmquellen möglichst zu beseitigen. Und nein, damit ist selbstverständlich nicht der Partner gemeint. Wobei ein ständiges Schnarchen sehr belastend sein kann und ärztlich abgeklärt werden darf. Wir finden für alles eine Lösung. Ansonsten bitte, Schlafzimmertür schließen und mit Ohrstöpseln schlafen.

Wenn du nun noch deinen Fernseher aus dem Raum verbannst, bist du auf einem guten Weg. Denn dein Bett ist nicht zum Seriengucken da, sondern sollte nur zum Schlafen und für Sex genutzt werden. Ansonsten konditionierst du dein Gehirn regel-

4-6-8-METHODE UND BODYSCAN

Eine beliebte Atemübung, die das Einschlafen fördert, ist die 4-6-8-Methode. Dabei konzentrierst du dich voll und ganz auf deine Atmung und zählst 4 Sekunden beim Einatmen, 6 Sekunden, während du die Luft anhältst, und 8 Sekunden beim Ausatmen. Diesen Rhythmus wiederholst du nun fortlaufend. Um Gedankenkreisen einzudämmen und dein Gehirn weiter abzulenken, versuche zusätzlich, jede Runde mitzuzählen (Runde 1, 2, 3…). So liegt dein voller Fokus auf der Atmung und du entspannst mehr und mehr, bis du schließlich einschlummerst.

Mithilfe der Bodyscan-Methode trainierst du deine Körper-Achtsamkeit. Lege dich auf dein Bett oder eine Yogamatte und schließe die Augen. Atme tief ein- und aus und konzentriere dich dabei besonders aufs Ausatmen. Dann setze deinen Fokus auf die Zehen. Wie fühlen sie sich an, sind sie warm oder kalt? Spürst du ein Kribbeln? Spürst du die Decke? Wie fühlt es sich an, wenn du sie so gut wie möglich entspannst? Lass deinen Fokus anschließend über Füße, Unterschenkel, Oberschenkel, Bauch, Brust, Arme und Schultern immer weiter bis zu deinem Kopf wandern. Versuche bewusst, die Muskelgruppen, auf die du dich konzentrierst, maximal zu entspannen und dann zur nächsthöheren Gruppe zu wechseln. So erreichst du einen Zustand der Tiefenentspannung, der dich perfekt auf einen erholsamen Schlaf vorbereitet.

recht darauf, dass im Bett spannende Filme geschaut werden, anstatt zu schlafen. Kommen wir zum Bett selbst. Falls du alleine schläfst, können ein gutes Kissen und eine gute Matratze dich und deinen Schlaf zusätzlich unterstützen. Wenn du dein Bett teilst, kann es sinnvoll sein, eine zweite Decke zu besorgen. So hat jeder genug Platz und kuscheln kann man auch mit zwei Decken.

Der nächste Morgen

Es ist so weit. Dein Wecker klingelt. Nach einer wundervollen traumerfüllten Nacht ist es jetzt an der Zeit aufzustehen. Doch was machen die meisten Menschen? Erstmal ein paar Runden die Schlummertaste drücken, um noch ein wenig zu dösen. Was die meisten aber nicht wissen ist, dass das nicht allzu sinnvoll ist. Diese Extra-Minuten im Bett tragen weder dazu bei, dass du ausgeruhter oder wacher in den Tag startest. Noch helfen sie deinem Körper oder deinem Gehirn, sich besser zu erholen. Ganz im Gegenteil: Menschen, die die Schlummerfunktion nutzen, starten meist müder in den Tag. Woran das liegt? Das kurzgetaktete Aufwachen und Wiedereinschlafen wirbelt deinen zirkadianen Rhythmus durcheinander. Dein Gehirn weiß schlichtweg nicht mehr, ob es nun wach sein oder schlafen soll. Wir wollen ehrlich sein. Wir haben auch schon einige Male weiter im Bett gelegen. Doch ehrlicherweise haben wir uns an solchen Tagen nach dem Aufstehen noch benommener gefühlt als sonst.

Du hast also zwei Möglichkeiten: Erstens kannst du deinen Wecker von vornherein später stellen, wenn du morgens mehr Zeit zum Schlummern hast. So gibst du deinem Gehirn die echte Chance, mehr und richtig zu träumen. Oder du belässt dein Wecksignal bei der frühen Uhrzeit und stehst direkt auf. Wir empfehlen dir das direkte Aufstehen, das gleich mehrere positive Effekte hat. Wenn du es unmittelbar aus dem Bett schaffst, ist das für dein Gehirn ein kleiner Sieg. Wir sollten generell versuchen, viele kleine Siege über den Tag verteilt zu erreichen und diese zu feiern. Dadurch gehen wir im Allgemeinen glücklicher und mit einem besseren Gefühl durch den Tag. Neben diesem wunderbaren Gefühl hast du aber auch noch eines – mehr Zeit.

Das, wovon die meisten Menschen am Morgen viel zu wenig haben. Und wie kannst du diese nutzen? Im Idealfall für dich. Wie wäre es zum Beispiel mit einem kleinen Bauch-Workout oder einer Meditation? Oder du liest zehn Minuten in einem der Bücher, die alle noch unberührt in deinem Regal stehen. Du siehst, Es gibt vielfältige Ideen, dir am frühen Morgen einfach etwas Gutes zu tun.

Um besonders fit in den Tag zu starten, ist es sinnvoll, direkt nach dem Aufstehen ein Glas Wasser, gerne mit einem Spritzer Zitrone, zu trinken. In der Nacht verlierst du einiges an Flüssigkeit, diese kannst du so unmittelbar wieder auffüllen. Zu wenig Flüssigkeit ist übrigens eine häufige Kopfschmerz-Ursache und auch daher vermeidenswert. Öffne als nächstes das Fenster, lass frische Luft herein, atme ein paarmal ganz tief die Morgenluft ein – nun bist du bereit für den Tag.

Guter Schlaf ist oftmals eine bewusste Entscheidung. Aber wie so oft sind wir zu bequem und halten an alten Gewohnheiten fest. Wenn du aber deinen Schlaf wirklich verbessern willst, und glaube uns, das lohnt sich, dann laden wir dich wärmstens ein, ein paar unserer Tipps für mehrere Wochen auszuprobieren. So hat deine neue Gewohnheit eine echte Chance, sich zu verankern, und du erzielst mittelfristig eine deutlich höhere Lebensqualität.

WENN ALLES NICHT MEHR HILFT

Zuletzt werfen wir noch einen Blick auf eine allseits beliebte Lösung – Medikamente. Um ehrlich zu sein, sind wir kein großer Fan davon. Viel zu häufig greifen Betroffene direkt zu Schlafmitteln, anstatt zuerst ihren Lifestyle und ihre Schlafbedingungen zu optimieren. In unseren Augen keine nachhaltige und langfristige Lösung. Außerdem solltest du bedenken, dass Tabletten jedes Mal einen biochemischen Eingriff in deine Körperfunktionen darstellen. Dafür hat Schatzkiste Natur alternativ einiges Nützliche zu bieten:

Hier sei zuerst der allseits bekannte Baldrian genannt. Ob als Tee oder Badeöl hilft das Kraut dabei, herunterzukommen und gemütlich einzuschlafen. Auch Nüsse und Bananen fördern das Einschlafen. Sie sind reich Tryptophan, einer Aminosäure, die in deinem Körper in die Schlafhormone Melatonin und Serotonin umgewandelt wird. Auch Lavendel wirkt unterstützend, um Körper und Geist zu beruhigen. Gib einfach ein wenig Lavendelöl in einen Luftzerstäuber oder lege ein Lavendelsträußchen neben dein Kopfkissen, so wirst du abends besser abschalten und leichter in den Schlaf finden.

Eine aktuell beliebte Methode ist, dem Körper Melatonin von außen zuzuführen. Immer mehr Hersteller bieten Melatonin-Kapseln oder Tropfen an und nutzen dabei die Wirkung des Schlafhormons. Allerdings solltest du auch hier nicht leichtfertig agieren. Es handelt sich immerhin um ein körpereigenes Hormon, und dessen Einnahme sollte stets mit deinem Arzt vorher besprochen werden. Grundsätzlich gilt: Sämtliche Mittel sind als Ergänzung zu sehen und nicht als Lösung. Bevor du also zu zusätzlichen Stoffen greifst, macht es definitiv Sinn, zuerst einmal deine Schlafroutine zu optimieren und den neuen Rhythmus mehrere Wochen lang umzusetzen. Nun sagen wir, sleep well, für einen fitten Tag. Apropos, fitter Tag, Jonas? Jonas?

KAPITEL 12

Wie gesund du bist, liegt (auch) an dir

Ernährung, Bewegung, Fitness – mit Christian Wolf

Wichard: Jonas und ich lieben dieses Thema. Wir sind uns sicher, die Art, wie wir leben, hat enorme Auswirkungen auf unsere Gesundheit. Und im besten Fall nur positive!

Jonas: Ganz genau! Deshalb haben wir für dieses Kapitel auch einen absoluten Experten aus dem Bereich Lifestyle und Ernährung mit dabei.

Wichard: Christian Wolf ist eine Koryphäe, wenn es um gesunde Lebensweise geht. Er coacht bereits Tausende von Menschen mit seiner Erfahrung und seinem Know-How.

Jonas: Dabei hat er auch einmal anders angefangen, richtig?

Wichard: Stimmt! Bis er sein Leben, oder besser gesagt seine Ernährung, einmal im allerbesten Sinn auf den Kopf gestellt hat. Gerade das macht ihn so authentisch.

Dass es besser ist, gesund zu leben als umgekehrt, wissen wir. Aber wie funktioniert das eigentlich? Wie sieht ein gesunder Lifestyle aus und was nützt er dir?

Aus medizinischer Sicht möchten wir unserem Körper durch ausreichend adäquate Bewegung und eine kalorisch sinnvolle Ernährung, die den Nährstoffbedarf optimal deckt, helfen, sein durch uns beeinflussbares Potenzial an gesunden Lebensjahren auszuschöpfen. Und für viele ist es natürlich auch wichtig, einfach gut auszusehen. Bestenfalls können wir beide Ziele miteinander kombinieren und auf natürliche Weise erreichen.

Auf der anderen Seite beobachten wir in unserer Wohlstandsgesellschaft heutzutage leider oft das Gegenteil. Unsere Ernährung wird immer hochkalorischer und nährstoffarmer und wir bewegen uns gleichzeitig immer weniger. Diese Situation ist das Ergebnis eines Prozesses, der sich über die letzten Jahrzehnte hin entwickelt hat: Technischer Fortschritt erübrigt uns lange und eigene Wege. Dazu eine Lebensmittelindustrie, die es gern sieht, wenn wir viel essen.

Das heißt, wenn wir uns nicht aktiv um ein Gegenmodell bemühen, rutschen wir automatisch in ein Hamsterrad aus Bewegungsmangel und schlechten Ernährungsgewohnheiten.

DOPAMIN MACHT PFUNDE

Die Zahlen des RKI sprechen eine unmissverständliche Sprache: Zwei Drittel der Männer (67 Prozent) und die Hälfte der Frauen (53 Prozent) in Deutschland sind übergewichtig. Woraus wiederum eine Reihe von Folgeerkrankungen resultieren wie Stoffwechsel- und Herzkreislaufkrankheiten sowie nachhaltige Schädigungen des Bewegungsapparates, um nur einige zu nennen.

Dabei sprechen wir nicht von ein bis zwei Kilogramm zu viel auf der Waage, sondern von mehreren Kilos je nach Körpergröße. Laut Vorgabe gilt man ab einem BMI von 25 als übergewichtig, wobei ein erhöhter BMI durch Muskelmasse natürlich gesondert zu betrachten ist.

Eine entscheidende Rolle bei der Entstehung von Übergewicht spielt unser intrinsisches Belohnungssystem. Wer liebt es nicht, nach einem erledigten To-Do ein Stück Schokolade (oder mehr) zu essen oder am Ende eines stressigen Arbeitstags in einen Serienmarathon abzutauchen? Belohnungen sind o.k., nur streben wir meist nach schnellen, einfach zu erreichenden „Stressprämien“.

Warum das so ist? Unser System liebt rasch erfolgende und intensiv wirkende Belohnungen. Über Neurotransmitter, wie unter anderem Dopamin, lernen wir, uns möglichst oft schnelle Glücksgefühle zu sichern. Denn wer will diesen sensationellen Kick erst in ein paar Stunden, Wochen oder Jahren, wenn man ihn auch sofort haben kann? Eine Tiefkühlpizza aufbacken geht deutlich fixer als ein gesundes Menü zu kochen und tägliche Aufgaben wie Einkaufen oder Shoppen können wir mittlerweile auch per Smartphone erledigen, ohne dass wir uns auch nur einen einzigen Meter bewegen müssten.

Kurzfristig wirken diese Belohnungen natürlich, langfristig aber können sie negative Auswirkungen haben, die einen ins Grübeln kommen lassen. Es lohnt sich also, hier genau hinzuschauen. Zumal gesunde Ernährung nicht kompliziert sein muss.

Wichard: Christian, bevor wir weitermachen, hast du auch schon mal Begegnungen mit diesem „bösen“ Lifestyle gemacht? Und wieso bist du eigentlich so engagiert?

Christian: Ja, tatsächlich. Ich wurde früher in der Schule gemobbt und habe mich deshalb immer mehr zurückgezogen, wurde zum klassischen Gamer. Mit allen Konsequenzen für Ernährung und Gesundheit.

KEEP IT SIMPLE: GRUNDREGELN EINER KALORIENBEWUSSTEN ERNÄHRUNG

Ich coache heute zwar eine Menge Leute, das heißt aber nicht, dass ich deren Probleme nicht selbst sehr gut kennen würde, beziehungsweise davor gefeit gewesen wäre. Nach einem Gamingtag am PC habe ich mir abends im Frust meiner Einsamkeit packungsweise „Cini Minis" mit reichlich Milch reingepfeffert und als Krönung noch eine Packung Chips hinterher gegessen. Nach einer Weile sah ich so aus, wie ich mich innerlich gefühlt habe. Ich verkörperte quasi die Summe hochfrequenter Fressattacken. Da wieder rauszukommen hat etwa zehn Jahre gedauert. Das ist natürlich für viele andere Betroffene wichtig zu wissen. Es geht nichts von heute auf morgen, das Ganze ist ein Prozess. Aber der Weg lohnt sich! Wenn mich Leute heute fragen, was eine gesunde Lebenshaltung für mich ausmacht, sage ich:

An erster Stelle steht für mich der Spaß an der Ernährung. Sie sollte nicht nur einen Zweck erfüllen, sondern auch Freude machen und dir richtig gute Geschmackserlebnisse bescheren. Ich persönlich stelle mir täglich folgende Frage: Was ist das Beste, das ich mit Spaß dauerhaft durchziehen kann und das mir dabei hilft, meine Ziele im Leben (langfristig) zu erreichen? Diese Ziele muss jeder für sich selbst definieren. Was mich betrifft: Ich möchte auf langer Strecke mit bestmöglicher Gesundheit und mit geringsten Einschränkungen ein glückliches, hohes Alter erreichen. Und dabei gut auszusehen ist auch eine vollkommen erlaubte Motivation.

Ernährung heißt für mich gleichzeitig Bewegung. Diese beiden Faktoren stehen in direktem Zusammenhang. Es konnte nämlich gezeigt werden, dass unsere Hungerhormone dadurch beeinflusst werden, ob wir körperlich aktiver oder inaktiver sind. Untersuchungen haben nachgewiesen, dass das Hungerhormon Ghrelin (mit appetitanregender Wirkung) bei aktiven Menschen in deutlich geringerem Maße ausgeschüttet wird als bei inaktiveren Testgruppen. Kurz gesagt: 10.000 Schritte am Tag verbrennen nicht nur zahlreiche Kalorien, sondern lindern auch die

Ausschüttung des appetitanregenden Ghrelins. Meine Ernährung beginnt also damit, dass ich versuche, mich morgens direkt zu bewegen und jede Möglichkeit nutze, um Schritte zu sammeln.

Man glaubt nicht, wie schnell man 10.000 Schritte in den Alltag einbauen kann, wenn man gezielt den Laufweg wählt.

Nächster Punkt: Kalorien. Damit sind wir gleich bei einem weiteren Hauptfaktor in puncto Ernährung gelandet. Die Rechnung hierbei ist eigentlich ganz simpel. Nehmen wir mehr Kalorien zu uns, als wir verbrennen, nehmen wir zu. Wenn wir im Defizit sind, verlieren wir Gewicht. Es gibt natürlich verschiedene Wege, um einen unerwünschten Kalorienüberfluss zu vermeiden. Ich selbst bin ein Freund des sogenannten intermittierenden Fastens. Bei dieser Ernährungsweise darf nur in gewissen Zeitblöcken am Tag gegessen werden. Die Fastenzeit liegt meist zwischen 16 bis 18 Stunden täglich. Das Ganze könnte auch noch mögliche weitere Vorteile auf Verdauung, Insulinsensitivität & Co. haben, aber das soll hier gar nicht an erster Stelle stehen.

Ich selbst esse meist erst ab Mittag. Dadurch schaffe ich mir einen begrenzteren Zeitraum, in dem ich überhaupt Nahrung zu mir nehme und kann so die Kalorienaufnahme grundsätzlich einmal beschränken. Großes Augenmerk lege ich dabei auf viele Proteine, Gemüse und Obst.

Gleichzeitig vermeide ich Lebensmittel mit extrem viel Zucker (da diese oft „sinnlos" viele Kalorien enthalten – also wenige Nährstoffe bieten bei gleichzeitig vielen Kalorien). Die versuche ich durch gesunde Alternativen kalorienarm zu ersetzen. Dazu achte ich darauf, täglich mindestens meine 1,5-2 Gramm Eiweiß pro Kilogramm Körpergewicht zu mir zu nehmen – und meine 10.000 Schritte zu machen. Fertig.

Das sind kurzgefasst die wenigen Ernährungsregeln, die ich in meinem Alltag befolge. Ich bin der festen Überzeugung: Je stärker man sein System vereinfacht, umso leichter fällt es einem auch, den selbst gesetzten Regeln zu folgen.

WIE VIEL EIWEISS IST NOCH IN ORDNUNG?

Immer wieder gibt es Diskussionen, wieviel Gramm Eiweiß wir am Tag essen sollten. Die Deutsche Gesellschaft für Ernährung empfiehlt hier 0,8 g/kg Körpergewicht. Diese Empfehlung ist aber dermaßen veraltet, dass es sich lohnt, ganz genau hinzusehen.

In der Kritik stand lange, dass ein hoher Eiweißkonsum schädlich für die Nieren sein könnte. Ein Punkt, der jedoch bereits in mehreren Untersuchungen widerlegt werden konnte, die die Wechselwirkung zwischen sehr hohem Eiweißkonsum und Nierentätigkeit gezielt testeten. Natürlich bedeutet das nicht, dass wir ohne Ende Proteine in uns hineinschaufeln sollten. Denn die Frage ist ja, wie sinnvoll eine Super-Protein-Ernährung für das eigene Leben überhaupt wäre, doch dazu gleich noch mehr.

Was auf der anderen Seite die Norm-Empfehlungswerte betrifft, muss man wissen: Neben ihrer mangelnden Aktualität wurden die Angaben in diesem Bereich nicht immer ausreichend differenziert untersucht. Die Empfehlung der Deutschen Gesellschaft für Ernährung basiert beispielsweise darauf, wieviel Eiweiß wir mindestens zu uns nehmen müssen, um keine akuten Mangelerscheinungen zu entwickeln. Irgendwie ein verschobenes Herangehen, denn wir fragen uns ja auch nicht jeden Morgen, was die Mindestmenge an Wasser für diesen neuen Tag wäre, damit wir nicht verdursten. Sondern wir fragen uns: „Wie viel ist gesund?" Und hier lautet die Antwort bei Protein und Wasser logischerweise gleichermaßen: mehr als das absolute Minimum.

Der Punkt ist doch, wieviel Eiweiß für unsere ganz konkrete, persönliche Belastungssituation und für unsere Ziele im Leben sinnvoll ist, ohne dass wir gesundheitliche Risiken eingehen und so, dass wir ausgewogen versorgt sind.

Aktuelle Empfehlungen aus der Forschung zeigen, dass wir, auch ohne Leistungssportler zu sein, eher 1,2 - 1,6 g/kg Körpergewicht zu uns nehmen sollten. Diese Menge hilft uns nicht nur dabei, keinen Mangel zu entwickeln. Groß angelegte Meta-Analysen wie die des kanadischen Wissenschaftlers Professor Dr. Stuart Phillips zeigen, dass eine höhere Eiweißaufnahme auch automatisch in mehr Fettverlust mündet. Und das bereits ohne Sport. Gleichzeitig fördert es einen gesunden Muskelaufbau und -erhalt. Besonders im steigenden Alter ein wichtiger Punkt, wenn Muskelmasse fortschreitend durch Fettgewebe ersetzt wird und ältere Menschen dadurch anfälliger für Unfälle und Verletzungen werden.

KEINE KOHLENHYDRATE NACH 18 UHR?

Es gibt zahlreiche Bücher und Verfechter der Theorie, dass Kohlenhydrate nach 18 Uhr dick machen. Wichard und Jonas haben mich gefragt, wie ich dazu stehe. Hier kommt die Faktenlage:

Ich habe damals, du erinnerst dich, Gamer-Zeit, auch versucht mit dieser Methode abzunehmen. Und ja, es hat geklappt. Dahinter steckt allerdings keine Magie, sondern eine ganz einfache Logik. Wenn wir nach 18 Uhr nichts mehr essen oder zumindest keine Kohlenhydrate mehr zu uns nehmen, minimieren wir automatisch den Zeitraum der Kalorienaufnahme insgesamt. Der Effekt beim intermittierenden Fasten ist ähnlich. Im besten Fall verlieren wir also an Gewicht. Allerdings kann es auch zum gefürchteten Jo-Jo-Effekt kommen, sobald wir beginnen, abends wieder normal zu essen.

Viel wichtiger ist es also zu verstehen, dass es nicht auf die Uhrzeit ankommt, sondern auf die Kalorienaufnahme in Summe. Die Kohlenhydrate am Abend könnten wir genauso gut mittags einsparen und hätten denselben Effekt, nämlich eine verringerte Kalorienaufnahme und damit eine Gewichtsabnahme. Grundsätzlich ist es für viele eine mögliche sinnvolle Strategie, Kohlenhydrate zu sparen. Vor allem in fertig verarbeitetem Essen verbirgt sich oftmals reichlich Zucker, der und zahlreiche Kalorien in uns hineinpumpt. Allein auf versteckte Dickmacher zu achten, würde schon ganz vielen Menschen helfen.

FETTE MACHEN FETT. IST DOCH SO, ODER?

Der große Trend zu einer gänzlich fettarmen Diät liegt sicherlich schon einige Jahre zurück. Ich selbst bin in einer Zeit aufgewachsen, in der plötzlich jeder eine Keto-Diät in Angriff nahm, die umgekehrt gerade auf eine erhöhte Fett- und Eiweißzufuhr setzte, weil Kohlenhydrate nun die bösen Dickmacher waren.

Hier sieht man, wie widersprüchlich extreme Ernährungstheorien ausfallen können. Grundsätzlich lässt sich auf den Punkt bringen: Fette sind einfach Fette und haben mit 9kcal/g im Vergleich zu Proteinen und Kohlenhydraten eine hohe Energiedichte. Dementsprechend kann man dem Körper mit ihnen schneller Kalorien zuführen. Vor allem aber sollte man sich ansehen, welche Fette man zu sich nimmt. Nüsse beispielsweise stehen hier auf der Plus-Seite. Sie haben eine sehr sättigende Wirkung und wirken sich positiv auf die Herzkreislaufgesundheit aus. Bevor man also verallgemeinernde Aussagen zu Fetten, Eiweiß oder Kohlenhydraten trifft, heißt es, das Lebensmittel als solches zu betrachten und zu bewerten, ob es nachhaltig nahrhaft ist oder ob es, wie oben beschrieben, nur kurzfristige Dopaminpeaks auslöst.

BALLASTSTOFFREICHES FOOD – KLEINES HOW-TO

Beim Thema Ballaststoffe und Gemüse lebe ich nach einer ganz simplen Faustregel. Ich versuche täglich 500-800 Gramm Obst und Gemüse zu mir zu nehmen und würde das auch jedem so empfehlen. Die Zahl stammt aus einer großen Studie, die das Ziel hatte zu ermitteln, welche Menge Obst und Gemüse sich statistisch am positivsten auf die Prävention kardiovaskulärer Erkrankungen auswirkt.

Tatsächlich versuche ich dabei, bestimmte Obst- und Gemüsesorten vermehrt zu konsumieren. Dazu zählen unter anderem verschiedene Kreuzblütler, wie Brokkoli, Blumenkohl oder Spinat. Beim Obst setze ich größtenteils auf Beeren, in jeglichen

Farben, die in meinen Augen einen echten Mehrwert mit sich bringen, alleine schon dadurch, dass sie zahlreiche Antioxidantien enthalten.

Jonas: In puncto Makronährstoffe, wie Kohlenhydrate, Proteine und Fette sind wir jetzt fit. Hast du noch einen Tipp für uns?

Christian: Wo Makronährstoffe, da auch Mikronährstoffe. Darum geht's jetzt.

SO MIKRO, SO WICHTIG

Vitamine, Spurenelemente und Mineralien zählen alle zu den Mikronährstoffen. Sie sind für so ziemlich alle Prozesse entscheidend, die in unserem Körper vor sich gehen. Eisen ist unter anderem wichtig für die Bildung der Sauerstoff transportierenden roten Blutkörperchen, Vitamin C für das Immunsystem und das Bindegewebe. Die Liste der Funktionen einzelner Spurenelemente ist beinahe endlos.

Umso bedenklicher also, dass Mikronährstoffmangel in unserer heutigen Gesellschaft fast omnipräsent ist. Die Vorstellung, dass nur Veganer darunter leiden können, ist definitiv ein Mythos.

Laut Nationaler Verzehrstudie II des Max-Rubner-Instituts ergab eine Befragung der deutschen Verbraucher Folgendes: 82 Prozent der Männer und 91 Prozent der Frauen unterschreiten die Empfehlung für die Vitamin D-Zufuhr. In besonderem Ausmaß trifft dies auf junge Erwachsene und Senioren zu. Vitamin D sorgt für gesunde Knochen und unterstützt das Immunsystem. Die Zahlen sind also alarmierend. Beim Thema Eisen sind besonders Frauen betroffen, was wiederum eng mit der monatlichen Regelblutung zusammenhängt. Auch Folsäure ist bei über 80 Prozent der Befragten Mangelware, obwohl diese grundlegend wichtig für viele Stoffwechselprozesse ist.

Das sind nur einige Beispiele von Unterversorgung im Bereich Mikronährstoffe. Wenn wir also anfangen zu überlegen, welches Level in dieser Hinsicht gut oder gar optimal ist, reden wir von quasi niemandem, der das ohne Ergänzungsstoffe erreicht. Dabei wollen wir alle ja nicht „nur" auf unserem Mindestniveau funktionieren, sondern bei guter Gesundheit leben.

Zu den Nährstoffen, die für eine optimale Gesundheit ebenfalls deutlich häufiger in unserer Ernährung präsent sein sollten, zählen auch die wichtigen Omega-3-Fettsäuren: Sie stärken u.a. die Immunabwehr und helfen dabei, Entzündungsvorgänge zum Abklingen zu bringen. Leider nehmen die meisten Menschen davon viel zu wenig zu sich – sondern greifen dafür viel zu oft zu Lebensmitteln, die kein gesundes Fettprofil liefern.

In Vergessenheit gerät leider auch zu oft der Mikronährstoff Selen. Durch den fortschreitenden Rückgang selenreicher Böden verschwindet dieser Nährstoff immer weiter aus der täglichen Nahrungskette – das hat eine aktuelle Studie der ETH Zürich gezeigt. Dabei ist Selen ein wichtiger Baustein für die Bildung der Schilddrüsenhormone. Vor allem bei Frauen oft ein Leidensthema. Das ist auch der Grund dafür, wieso moderne Mediziner oft erst einen Ansatz der Ernährungsmedizin wählen (Selen supplementieren) und dann in vielen Fällen feststellen, dass Schilddrüsenmedikamente gar nicht mehr benötigt werden.

Wenn ich meiner besten Freundin also Mikronährstoffe zur Nahrungsergänzung empfehlen würde, dann wären das, nach ärztlicher Konsultation und Untersuchung: Omega-3-Fettsäuren, Vitamin D3 und K2, sowie besonders für Frauen noch Selen, Eisen, Calcium und Folsäure.

DIE BEWEGUNG MACHTS

Wir haben ja bereits festgestellt: Wir werden immer gemütlicher und fauler, da wir uns im Prinzip kaum noch aus dem Haus bewegen müssen. Dabei ist regelmäßige Bewegung entscheidend.

Die berühmten 10.000 Schritte täglich hatte ich ja bereits angesprochen. Hand aufs Herz: Das ist schon einmal ein sehr guter Ansatz. Diese „Einheit" entspricht etwa einer Stunde Bewegung am Tag. Wenn wir an unsere Urvorfahren zurückdenken, dann wäre nur eine Stunde Bewegung täglich vermutlich ziemlich langweilig und eintönig gewesen. Insofern also eine realistische Dosis, die wirklich jeder versuchen kann zu erreichen.

Ich persönlich komme im Durchschnitt auf gut 16.000 Schritte am Tag. Wie das funktioniert? Ich nutze tatsächlich jede Möglichkeit, um zu gehen. Egal ob ich telefoniere, Meetings habe oder etwas aus dem Supermarkt brauche. Meine Flexibilität ist hier natürlich ein Luxus, den ich gezielt zu diesem Zweck einsetze, aber im Grunde ergeben sich für jeden im Alltag Gelegenheiten, um Schritte zu sammeln. Meistens sind wir einfach nur zu bequem.

Zusätzlich kann es sehr sinnvoll sein, mindestens ein- bis dreimal pro Woche Krafttraining zu ergänzen. Ich höre Jonas jubeln. Die meisten von uns machen Kraftsport, um besser auszusehen. Das ist kein Geheimnis, so hat es auch bei mir angefangen. Die gesundheitlichen Aspekte aber sind noch wichtiger: Die dabei erfolgenden kurzen und intensiven Reize auf Muskeln und Knochen stimulieren deren gesundes Wachstum. Eine Maßnahme, die vorbeugend zum fortschreitenden Alter besonders dabei hilft, den Körper gegen Verletzungen und Knochenbrüche zu wappnen. Gleichzeitig und besonders wichtig für Frauen sei in diesem Zusammenhang auch die Osteoporose-Prävention genannt. In Summe also eine Reihe sehr guter Gründe, um dieses Modul in den Bewegungsalltag einzubauen.

Sprechen wir über Sport, sprechen wir auch über das Thema Kardio. Bringt man den Körper ein- bis zweimal pro Woche an seine Grenzen, stärkt das Ausdauer und Belastbarkeit und macht uns insgesamt widerstandfähiger und vitaler. Gleichzeitig hilft Kardiotraining auch beim Kalorienverbrennen und ist somit ein gutes Mittel, um in ein Kaloriendefizit zu gelangen, falls gewünscht.

Kommen wir direkt zum Mythos, man würde unmittelbar beim Kardiotraining Fett verbrennen. Ich bin kein großer Freund davon, die Prozesse komplizierter zu machen, als es sein muss. Doch die Vorstellung, dass wir beim Kardiotraining sozusagen in direktem Zugriff die Fettreserven am Bauch angreifen, ist definitiv Wunschdenken. Hier ist vielmehr ein kontrolliertes Kaloriendefizit in Kombination mit Bewegung wichtig, um langfristig unerwünschte Fettpolster loszuwerden.

Ich selbst habe das gesamte Thema Abnehmen und Fitness früher selbst viel zu komplex betrachtet und weiß noch, wie ich in der Schule alle paar Stunden nach Ausreden gesucht habe, um kurz den Raum zu verlassen, damit ich mir einen Proteinshake machen konnte. Völlig verrückt. Dadurch erschweren wir uns den Prozess, er wird lästig und blockiert das Erreichen unserer gesteckten Ziele.

TRÄUM SCHÖN!

Es reicht nicht nur, sich zu bewegen. Auch ausreichend Schlaf ist wichtig, um unseren Körper im Gleichgewicht zu halten und unsere Gesundheit zu stärken, denn im Schlaf regenerieren wir. Relevante Zellerneuerungsprozesse laufen gerade in den nächtlichen Erholungsphasen ab. Ich selbst trace meinen Schlaf von Zeit zu Zeit, um zu kontrollieren, ob alles im grünen Bereich ist. Tatsächlich habe ich dabei bemerkt, dass späte Mahlzeiten meinen Schlaf eher stören, weshalb ich zu später Stunde, wenn dann nur noch leicht esse.

In meinen Augen ein weiterer Gamer-Changer: Melatonin. Melatonin ist eigentlich ein vom Körper eigens produziertes Hormon, das uns abends müde macht und den Schlaf einleitet. Durch unsere moderne Lebensweise mit viel Licht und LED-Beschallung kann unser Biorhythmus nicht mehr so arbeiten, wie er in Urzeiten einst funktioniert hat. Deshalb halte ich es für absolut sinnvoll, hier ein wenig nachzuhelfen und mit Melatonin-Präparaten einen gesunden und optimierten Schlaf einzuleiten. Dies ist auch von der efsa, der European Food Safety Authority, als effektiv und sicher eingestuft.

Außerdem ist Melatonin ein super Mittel zur Stressreduktion, was in unserem Alltag ein entscheidender Knackpunkt sein kann. Denn es wirkt unter anderem antagonistisch zu Cortisol. Das Thema Stress ist sehr individuell, jeder empfindet andere Faktoren und ein anderes Pensum als stressig. Was wir wissen: Frauen sind hormonell bedingt stressanfälliger als Männer, weswegen hier zusätzlich auf einen ausreichenden Ausgleich geachtet werden sollte. Wie man letztendlich mit Stress umgeht, muss natürlich jeder für sich selbst herausfinden. Jedem hilft an der Stelle etwas anderes. Beobachte einmal, was dir besonders guttut.

Heißt aber alles nicht, dass du dir nicht mal etwas gönnen darfst. Solange du alles mit Bedacht tust und dir über die Folgen im Klaren bist, darf es natürlich auch mal ein Bier sein oder eine Party mit Cocktails an der Bar. Wir leben schließlich immer noch, um zu leben und das Beste daraus zu machen. Was aber das Beste ist, darf jeder individuell entscheiden. Wichtig finde ich nur: langfristig denken und sich bewusst machen, welche Folgen das eigene Verhalten, ob gut oder schlecht, haben kann.

Wichard: So, Christian, das war super aufschlussreich und interessant! Gib uns doch als krönenden Abschluss nochmal deine 5 Soforttipps für einen langfristig gesunden Lifestyle mit auf den Weg.

Christian: Na klar, das mach ich gerne. Hier kommt mein Kick-Off-Coaching.

***Christian Wolf** ist Mitgründer von More Nutrition und hat es sich zur Mission gemacht, Menschen beim gesunden Abnehmen zu helfen. Er und sein Team aus Ernährungswissenschaftlern und Ärzten beziehen sich auf aktuelle Daten und arbeiten alltagstaugliche Empfehlungen aus.*

REIN INS GESUNDE LEBEN!

Warum bis morgen warten, um Lebensgewohnheiten dahingehend zu ändern, dass es dir nachhaltig besser geht? Hier kommen ein paar supereinfache Regeln, mit denen du problemlos starten kannst:

- Lerne, wie man Lebensmitteltabellen liest und bekomm ein Gefühl dafür, welche Lebensmittel „gut“ und welche eher ungesund sind.
- Tracke ein- bis zweimal pro Woche deine Kalorienzufuhr, um ein Gefühl für deinen Energiehaushalt zu bekommen.
- Mach deine 10.000 Schritte täglich.
- Achte auf ausreichend und guten Schlaf.
- Lass dich von Profis und Experten inspirieren und lerne stets dazu.

KAPITEL 13

Lange Schlange vor dem Notschalter?

Lieber eine gute Hausapotheke!

Jonas: Ich stand letzten Sonntag um 21.30 Uhr in einer ewig langen Schlange vor einer Notapotheke und hab mich ungefähr zehn Minuten lang gefragt, wie es so weit kommen konnte.

Wichard: Was hast du gemacht?

Jonas: Ich hab es geschafft, mir in einem SPA eine mittelschwere Schnittwunde am Schienbein zuzuziehen. Da ist natürlich immer der erste Gedanke: Wie tief ist es? Muss was genäht werden? Reicht das Prinzessinnen-Pflaster?

Wichard: Wie hast du das denn überhaupt gemacht? Dachte, man ist zur Entspannung dort ....

Jonas: Frag nicht. Kurzum, Wunde musste nicht genäht werden, war aber etwas tiefer. Also doch lieber Steri-Strips darauf, damit die Wundränder wieder gut zusammenwachsen. Rate mal, was ich natürlich nicht zu Hause hatte?

Wichard: Steri-Strips!

Jonas: 100 Punkte. Also, Notapotheke. Aufpreis zahlen. Dreißig Minuten anstehen. Mit einer offenen Wunde am Schienbein. Also: Medikamentenschrank dringend nachrüsten! Der nächste SPA-Besuch kommt bestimmt.

Zum Start des Kapitels stellen wir direkt mal eine wilde These auf. Du kannst in vielen Fällen dein eigener Arzt sein. Quasi komplett ohne medizinische Ausbildung und sechs Jahre Studium brauchst du schon gar nicht. Okay, vielleicht solltest du dieses Buch hier vorher einmal komplett gelesen haben. Oder zweimal, um auf Nummer sicher zu gehen. Falls du Dr. Google noch als zusätzliche Literatur im Notfall hinzuziehen möchtest, kann es schnell abenteuerlich werden. Aber auch zum Umgang mit diesem „Mediziner" wirst du hier bei uns noch eine genaue Anleitung finden.
Doch egal welche Quellen du für deine ersten ärztlichen Schritte nutzt, eines brauchst du auf jeden Fall: das richtige Werkzeug, heißt eine voll ausgestattete Hausapotheke. Damit kannst du theoretisch alles behandeln, von Schnittwunden über Kopfschmerzen bis zum Zeckenbiss. Direkt und ohne erstmal sieben Wochen auf den Termin beim nächsten Facharzt warten zu müssen. Aber was gehört in eine gute Hausapotheke? Wofür solltest du unbedingt ein bisschen Geld ausgeben und wo kannst du sparen? Und wie sieht es eigentlich mit dem mysteriösen Ablaufdatum auf Verbandsmaterial aus?

WELCHE MEDIKAMENTE SOLLEN INS SCHRÄNKCHEN?

Den vielleicht wichtigsten Tipp, was Medikamente in deiner Hausapotheke betrifft, bekommst du gleich zum Start. Kannst du im Zweifel direkt nach der Lektüre dieses Absatzes umsetzen, dauert keine fünf Minuten: Schreib mit Edding groß auf die einzelnen Packungen, wobei das Medikament hilft. Beispiel gefällig? Auf die Ibuprofen-Packung schreibst du SCHMERZEN, auf die Paracetamol-Packung FIEBER und auf das Eisspray VERLETZUNG. Dieser kleine aber feine Unterschied sorgt dafür, dass du beim nächsten Notfall nicht lange im Medikamentenschrank kramen musst, sondern direkt das Passende findest.

Im Laufe unserer Krankenhauslaufbahn haben wir nämlich die Erfahrung gemacht, dass Medikamentenpackungen auf den ersten Blick alle sehr ähnlich aussehen. Besonders nach 17 Stunden

Dienst. Größe und Farben ähneln sich, dazu kommen die weniger eingängigen Angaben zum Wirkstoff inklusive Dosierung und der Herstellername. Du kannst uns glauben, es gab den ein oder anderen Moment morgens um 3.30 Uhr im Krankenhaus, in dem wir uns gewünscht hätten, auf der Packung würde in Großbuchstaben fett draufstehen, wofür dieses Medikament jetzt genau ist.

Aber fangen wir vorne an: Welche Medikamente solltest du zu Hause haben? Da dieses Buch nicht von einem Pharmaunternehmen gesponsert wurde und wir komplett unabhängig sind, verzichten wir darauf, dir konkrete Mittel zu empfehlen.

Das verbietet in Deutschland übrigens auch ein Gesetz, deshalb gibt es auf Social Media auch keine Influencer, die mit einem 20-Prozent-Rabattcode für das neuste Schmerzmittel aus dem Hause Bayer werben. Auch wenn wir dadurch vielleicht den ein oder anderen Euro weniger verdienen, muss an dieser Stelle einmal gesagt werden: Good Job, Deutschland! In den USA sieht es da nämlich ganz anders aus. Nochmal im Klartext: Sämtliche Medikamente, die wir in diesem (oder einem der anderen Kapitel) nennen, sind repräsentative Beispiele und keine Medikationsempfehlungen.

Jetzt aber zurück zum Punkt, der Bestückung deiner Hausapotheke. Fangen wir mit den rezeptfreien Schmerzmitteln an. Völlig egal ob Kopfschmerzen, Periodenschmerzen oder eine Sportverletzung, irgendwann nimmt jeder mal eine „Ibu". In der Regel gehören diese Schmerzmittel in die pharmakologische Klasse der „nichtsteroidalen Antirheumatika".

Wenn du beim nächsten Besuch in der Apotheke für einen Wow-Effekt sorgen willst, kannst du dir diesen Begriff jetzt merken. Ansonsten reicht es auch, dir die Namen Ibuprofen, Aspirin oder Diclofenac zu merken. Auch Naproxen gehört in diese Klasse und erzielt bei Regelschmerzen nachweislich eine etwas bessere Schmerzlinderung. Eine dringende Bitte: Solltest du regelmäßig zu rezeptfreien Schmerzmitteln greifen, weil du ohne sie nicht mehr ordentlich durch den Tag kommen würdest, dann vereinbare zeitnah einen Termin mit dem Arzt deines Vertrauens.

Wichard: Weißt du, was der Unterschied zwischen uns beiden ist?

Jonas: Nein?!

Wichard: Ich kann mir die 600er Ibu kaufen und du nicht. Muss nur meinen Arztausweis vorlegen.

Jonas: Dein Ernst? Es ist einfach völlig sinnlos, dass die 600er rezeptpflichtig sind. Ich kann doch auch einfach 2 x 400 mg bei stärken Schmerzen nehmen. Damit komme ich dann sogar auf 800 mg. Frei verkäuflich, mit Menschenverstand und Mathematik hinbekommen.

Wichard: Mir egal. Hier geht's ums Prinzip!

Fieber, Husten, Schnupfen

Paracetamol bildet eine perfekte Brücke zur nächsten Kategorie, die du immer im Schrank haben solltest: den fiebersenkenden Medikamenten. Es kann außerdem zwei Dinge gleichzeitig: Schmerzen bekämpfen und Fieber senken. Quasi zwei Fliegen mit einer Klappe schlagen. Wir würden hier aber trotzdem primär FIEBER auf die Packung schreiben.

Der ein oder andere wird beim Gedanken an Fieber, Gliederschmerzen, Erkältung & Co. wahrscheinlich direkt an Aspirin Komplex oder Wick denken die klassischen Kombipräparate. Doch Vorsicht. Ärzte raten oft von solchen Mischungen ab, weshalb wir hier auch kein Must-Have-Etikett für deine Hausapotheke draufpinnen werden. Was ist der Punkt? Kombipräparate versprechen oft die Allround-Pille zu sein: Gleichzeitig

Gliederschmerzen lindern, Fieber senken, Nase befreien und Reizhusten ausschalten? Kein Problem! Dafür werden oft drei bis vier verschiedene Wirkstoffe miteinander kombiniert und nicht selten noch etwas Vitamin C beigemischt. Gucken wir uns nur kurz mal Grippostad C an: Paracetamol wird mit Chlorphenamin, Koffein und Vitamin C kombiniert. Paracetamol kennen wir ja bereits, Chlorphenamin soll bei verstopfter Nase wirken, macht aber gleichzeitig müde. Damit man sich trotzdem fit fühlt, wird Koffein zugegeben. Schon kurios, oder?

Je mehr Wirkstoffe in einem Medikament kombiniert sind, desto höher ist automatisch das Risiko, dass es zu unerwünschten Medikamenteninteraktionen im Körper kommt. Oft fühlen wir uns nach Einnahme eines kombinieren Präparates schnell wieder fit und gönnen uns nicht die Ruhe, die der Körper bräuchte, um die fiesen Krankheitserreger zu bekämpfen. Diese Sache dauert einfach ein paar Tage. Es macht also eher Sinn, Symptome gezielter anzugehen und bei verstopfter Nase nicht jedes Mal direkt zum nächsten Medikamentencocktail zu greifen. Was sind also Alternativen, wenn dich die klassische Erkältung erwischt?

Halsschmerzen sind oft die ersten Vorboten. Entsprechende Lutschtabletten gehören also mit der Aufschrift HALSSCHMERZEN definitiv in dein Hausapo-Kit. Manche steigern die Befeuchtung der Schleimhäute und machen sich so die schmerzstillenden Eigenschaften des eigenen Speichels zu Nutze. Anderen ist ein lokales Betäubungsmittel, Lidocain, beigemischt, sie betäuben auf diese Weise die Nervenfasern im Hals, die gerade dabei sind, deine Schmerzen im Sekundentakt ans Gehirn zu melden.

Danach steht meist eine verstopfte Nase auf dem Zettel. Die wird schnell lästig und klaut dir womöglich nachts die ein oder andere Stunde Schlaf. Retter in der Not kann hier ein abschwellendes Nasenspray sein (Aufschrift: SCHNUPFEN), das die Durchblutung in den Nasenschleimhäuten drosselt und so zu ihrem Abschwellen führt. Das Ergebnis sind mehrere Stunden freie Nasenatmung. Aber Achtung: Nasensprays können süchtig machen. Wie bitte? Richtig gelesen. Abschwellende Nasensprays haben zwar nicht so drastische Folgen wie Alkohol oder Nikotin, können bei Langzeitanwendung aber zu einem Gewöhnungseffekt führen. Lässt der Wirkstoff in der Nase nach, schwellen die Schleimhäute übermäßig an, der Körper will die nächste Dosis. Das Zauberwort bei Nasenspray: sieben Tage. Keine Sorge, nach meiner Nasen-OP habe ich es auch innerhalb des vorgeschriebenen Zeitraums wieder vom Nasenspray weg geschafft.

Wettrennen mit dem Darm

Jetzt geht es eine Etage tiefer: Willkommen im Magen-Darm-Trakt! Wir meinen, du solltest gerüstet sein, wenn es mal wieder auf die ein oder andere Art im Bauch rumort. Mit akutem Durchfall oder Erbrechen wird das Anstellen am Schalter der Notapotheke sonntagabends nämlich gleichzeitig zum Glücksspiel, das du garantiert nicht spielen möchtest. Für Magen- und Darmkrämpfe empfiehlt es sich, ein krampflösendes rezeptfreies Medikament im Schrank zu haben, einen Arzneistoff aus der Gruppe der „Parasympatholytika". Dabei handelt es sich um Medikamente, die die aktivierende Wirkung des Parasympathikus auf die Verdauung, den Darm herabsetzten. Vielleicht ist dir aus dieser Gruppe Buscopan bekannt, übrigens auch ein Geheimtipp bei Regelschmerzen.

Bei Übelkeit und Erbrechen bleibt dir oft nicht viel Zeit, das richtige Medikament aus der hauseigenen Apotheke herauszukramen. Wir empfehlen also möglichst groß ÜBELKEIT auf die Packung mit dem H1-Antihistaminikum zu schreiben. Wie der Name schon sagt, schwächt das Präparat den Botenstoff Histamin im Gehirn ab, was wiederum deine Übelkeit unterdrückt. Beim gängigsten Vertreter dieser Klasse, Vomex, ist der Name Programm: „vomitare" ist lateinisch und heißt übersetzt „sich erbrechen".

Solltest du alle 15 Minuten ein Wettrennen gegen deinen Darm zum Klo veranstalten, um es noch rechtzeitig draufzuschaffen, ehe er sich schwallartig entleert, empfiehlt es sich, auch für diese Situation gewappnet zu sein. Durchfall kannst du per Hausapotheke an zwei verschiedenen Fronten bekämpfen. Medikamentös wird ein lokal im Darm wirksames Opioid eingesetzt, der Wirkstoff heißt Loperamid. Dieses Präparat sorgt dafür, dass die Darmbewegungen gedämpft werden und wieder mehr Wasser aus dem Verdauungsbrei gezogen wird. Das verdickt den Stuhl automatisch. Schon mal eine Tablette Imodium akut genommen? Dieser Name ist wahrscheinlich der Klassiker unter den rezeptfreien Loperamid-Präparaten. Seien wir mal ehrlich, es gibt nicht viele Hausnotfälle bei denen den Zusatz „akut" so passend ist wie bei massivem – Aufschrift – DURCHFALL.

Aber Vorsicht! Die Einnahmedauer der genannten „Verdickungspräparate" sollte zwei Tage nicht überschreiten, ansonsten riskierst du deinen Darm derart zu verschließen, dass gar nichts mehr rauskommt. Bei Durchfall verlierst du in der Regel vier Dinge auf der Toilette: Nerven, Zeit, Flüssigkeit und Elektrolyte. Zumindest die letzten beiden kannst du dir über Elektrolytmischungen wieder zurückholen. Diese gehören wahrscheinlich zu den am meisten vergessenen und unterschätzten Mitteln in jeder Hausapotheke.

Vielleicht tritt bei dir aber auch genau das Gegenteil auf: Du sitzt auf der Toilette, wartest und hast mittlerweile schon 47 Seiten von diesem Buch gelesen, ohne dass etwas passiert wäre. Hallo, Verstopfung! Dieser Fall ist vielleicht nicht ganz so akut wie Erbrechen oder Durchfall, kann aber trotzdem schnell unangenehm werden.

Um für alle Eventualitäten gerüstet zu sein, hilft eine Packung mit den Großbuchstaben VERSTOPFUNG in deinem Medikamentenschrank. Dabei handelt es sich in der Regel um Laxantien, also Wirkstoffe, die im Darm Wasser binden und den Stuhl allgemein weicher und geschmeidiger machen. Kannst du dir jetzt gerade bestimmt bildlich vorstellen, oder? Macrogole oder Lactulose sind hier Namen, die du dir merken kannst.

Doch weil Verstopfung in den seltensten Fällen akut wird, empfehlen wir immer zuerst den natürlichen Weg: ballaststoffreiche Ernährung. Wir denken, wir können an dieser Stelle tatsächlich mal eine Ausnahme machen und die indischen Flohsamenschalen als Superfood auch in unsere Hausapotheke aufnehmen.

Jonas: Toi, toi, toi, die meisten Sachen aus meinem Medikamentenschrank habe ich bis heute noch nicht benutzen müssen.

Wichard: Lass mich raten: Eisspray und Sportsalbe.

Jonas: Du kennst mich einfach. Kann man sich da eigentlich irgendwo für ein Sponsoring bewerben?

GRÜN, BLAU, GELB – FARBENFROHE STUMPFE VERLETZUNGEN

Lasst uns wetten. Jeder, der diese Zeilen gerade liest, hatte schon mal eine Sportverletzung bzw. etwas Vergleichbares, das in diese Kategorie fällt. Egal ob du beim Football von einem 130 Kilogramm schweren Gegenspieler umgerannt wurdest, beim Frühjahrsputz voll gegen die Kommode gelaufen bist oder beim letzten Sprint zur Toilette (siehe oben) fies umgeknickt bist, eines ist sicher: Am nächsten Tag tut es wahrscheinlich ziemlich weh, wird dick und vielleicht sogar blau. Aber keine Sorge, auch für diese Notfälle rüsten wir dich. Jonas weiß übrigens, wovon er redet, sein rechtes Sprunggelenk hat in den letzten 30 Jahren schon mehr Farben und Formen angenommen, als er sich jemals gewünscht hätte.

Alle Sportverletzungen haben meistens eines gemeinsam: Sie schmerzen. Bei dem Problem helfen entzündungshemmende Präparate. Wie heißt dieses Wort nochmal, mit dem du beim nächsten Besuch in der Apotheke angeben kannst? Richtig, das waren die nichtsteroidalen Antirheumatika. Im Hinblick auf Sportverletzungen muss man allerdings auch erwähnen, dass

Aspirin aufgrund seiner gerinnungshemmenden Wirkung beim nächsten Bänderriss eher ungeeignet ist.

Außerdem zeichnet die meisten Sportverletzungen noch etwas aus: Es wird gecremt. Sehr viel gecremt. Dafür stehen eine Reihe verschiedener Sportgels zur Verfügung. Im schmerzlindernden Gel Voltaren ist der Wirkstoff Diclofenac enthalten, der lokal an der verletzten Stelle unterstützen soll. Und schon mal was von Pferdesalbe gehört? Das Beispiel benutzen wir jetzt mal stellvertretend für Schmerzgels, denen Methanol beigemischt ist, um die Verletzung zu kühlen und die Schwellung zu mindern. Darüber hinaus gibt es verschiedene Gels, denen Heparin, ein blutverdünnender Wirkstoff, beigegeben ist.

Zusätzlich zur Sportsalbe solltest du ein Eisspray zur schnellen Kühlung der nächsten Prellung, Zerrung oder Verstauchung zu Hause haben. Die Kälte wirkt indirekt schmerzlindernd, indem sie die zahlreichen Vorgänge verlangsamt, die bei einem Entzündungsprozess nach einer Verletzung ablaufen. Dazu wird die Nervenleitgeschwindigkeit etwas herabgesetzt, die schmerzauslösenden Signale kommen also nicht ganz so schnell im Gehirn an. Kleines Spray mit großer Wirkung, zumindest im ersten Moment. Um diese Einheit abzuschließen, noch ein kurzes Mental-Coaching on top: Solltest du dich in Zukunft nochmal beim Sport oder dem nächsten Sprint zum Klo verletzen, denk einfach an die goldene Regel aus dem Orthopädie Kapitel: PECH gehabt.

WEIL DIE NATUR NICHT IMMER NETT ZU UNS IST

Auch der Natur müssen wir manchmal per Hausapotheke Paroli bieten. Manche Menschen mehr, andere weniger. Jonas gehört übrigens bedauerlicherweise zur ersten Kategorie, er zählt gerade seine 2-78 Sonnenbrände durch und überdenkt seine komplizierte Beziehung zur Sonne im Allgemeinen. Du siehst, es macht absolut Sinn, für solche Fälle ein kühlendes und feuchtigkeitsspendendes Gel im Schrank zu haben. Dabei kannst du auf Aloe-Vera-Gels, Zinksalben, Vitamin-E-Salben oder Hydrokortison-Gels zurückgreifen. Wenn du einen sehr ausgedehnten Mittagsschlaf in der Sonne gemacht hast und das Ergebnis dementsprechend dramatisch ist, darf es auch mal eine Brand- und Wundsalbe sein.

Der andere Teil der Natur, gegen den dein Medikamentenschrank gewappnet sein sollte, heißt Insekten. Falls du es irgendwie (im Zweifel durch gutes, verantwortungsvolles Eincremen) geschafft hast, dem Sonnenbrand zu entkommen, wartet garantiert schon die nächste Gefahr auf dich, und zwar in Form von Mücken oder Wespen. Insektenstiche haben eines gemeinsam: Sie jucken. Wir werden zum Kratzen verleitet, wodurch Bakterien von außen in die frische Wunde gelangen können. Um den Juckreiz zu mindern, kann ein Stift oder Gel mit einem Antihistaminikum wie z.B. Dimetinden im richtigen Moment ein echter Glücksgriff sein.

Jetzt haben wir noch eine gute und eine schlechte Nachricht für dich. Welche willst du zuerst? Bleiben wir positiv und fangen mit der Guten an: Wir haben die Medikamentenliste abgehakt. Die Schlechte: Deine Hausapotheke ist damit noch lange nicht komplett, es fehlen noch einige wichtige Tools.

VERBANDSMATERIAL, PRINZESSINNENPFLASTER UND KLEINE HILFSMITTEL

Muss es immer das Prinzessinnenpflaster sein? Nein. Aber man gönnt sich ja sonst nicht. Wir verraten euch jetzt ein Geheimnis. Jonas hat eine ganze Palette an coolen Pflastermotiven zu Hause: Dinos, Disney und Prinzessinnen. Im Notfall würde er dir bestimmt auch eines davon leihen, damit heilen Wunden erfahrungsgemäß mehr als doppelt so schnell. Ein bisschen Selbstironie schadet nie. Was das Verbandsmaterial in deiner Hausapotheke angeht, kannst du dich grob am Verbandskasten im Auto orientieren. Der Inhalt sollte einigermaßen gleich sein. Doch bei so viel Auswahl ist es manchmal nicht ganz einfach, direkt den richtigen Verband für die jeweilige Wunde zu finden. Die Wahl sollte im Einzelfall immer anhand der Größe der Wunde und der Stärke der Blutung entschieden werden. Eine heftig blutende Schnittwunde am Oberschenkel mit einem Prinzessinnenpflaster behandeln zu wollen, wäre vermutlich von wenig Erfolg gekrönt.

Bevor du den Verband anlegst, sollte die Wunde sauber sein, um keine Keime und Infektionen von außen einzuschleppen. Ein gutes, für diesen Zweck geeignetes Desinfektionsmittel gehört also in jeden Haushalt. Grobe Verunreinigungen solltest du vorher allerdings besser auswaschen.

Dann brauchst du sterile Kompressen, um kleine oder auch größere Wunden und Abschürfungen vor dem Verbinden steril abdecken zu können. Fixiert werden diese mit Mullbinden und elastischen Binden.

An das Dreiecktuch hast du vielleicht nicht direkt gedacht, es ist aber ein echter Allrounder, wenn es um das Thema Verbände geht. Damit lassen sich nicht nur ein Arm oder die Schulter bei Verdacht auf einen Bruch komplett ruhigstellen, sondern auch schnell ein Kopfverband anlegen. Du solltest dich aber vorher mit der korrekten Anwendung vertraut machen.

Pflaster brauchst du wahrscheinlich am häufigsten. Es kann also nicht schaden, Pflasterrollen oder Pflasterstrips in jeder verfügbaren Größe zu Hause zu haben. Damit du aus Jonas' Fehler lernen kannst, solltest du das Buch jetzt kurz zur Seite legen und checken, ob du noch genug von den Wundnahtstreifen, also Steri-Strips, zum schönen Verschließen der nächsten Schnittwunde parat hast. Dann kannst du dir die Nerven und den Aufschlag in der Notapotheke am Sonntagabend nämlich sparen. Bitte, sehr gern geschehen.

Heftpflaster brauchst du natürlich auch. Damit lassen sich die Mullbinden, mit denen du deine Wunde verbunden hast, ideal fixieren. Zusätzlich zum Verbandsmaterial benötigst du noch etwas Werkzeug, damit das Ergebnis auch wirklich perfekt wird.

Wir empfehlen dir tatsächlich eine Verbandschere zum Zuschneiden zu verwenden, die Küchenschere ist eher ungeeignet. Du willst ja keine Essensreste in deiner Wunde haben, oder?

Ein weiteres Must-Have für jeden Haushalt sind Einmalhandschuhe. Die ziehen wir uns natürlich nicht für jedes Pflaster an, aber besonders zum sterilen Abdecken von größeren Wunden sind sie einfach unabdingbar. Auf diese Weise schützt du dich übrigens auch selber vor Krankheitserregern, wenn du einmal jemand anderen verarztest. Damit du nicht mit bloßen Fingern in einer offenen Wunder rumstochern musst, um kleine Fremdkörper zu entfernen, legen wir dir wärmstens die Anschaffung einer Pinzette ans Herz. Selbst wenn du, so wie wir, quasi mit Chirurgenhänden geboren wurdest, ist die Pinzette wahrscheinlich doch etwas feiner als dein Daumen und Zeigefinger. Aber Achtung, größere Fremdkörper in einer Wunde bitte vom Arzt in der Praxis oder in der Klinik entfernen lassen.

Die kunterbunte Welt der Medizin wäre allerdings nicht so spannend, wenn jede Wunde gleich behandelt werden würde. Deshalb solltest du in deiner Hausapotheke auch ein extra Verbandspäckchen für Brandwunden griffbereit haben. Der Unterschied ist hier ein steriles, nicht wundverklebendes Netz. Und wenn du nun wirklich für jede Eventualität gewappnet sein möchtest, kannst du dein Verbands-Set-Up noch um ein paar Blasenpflaster ergänzen.

Leider lässt sich nicht jeder medizinischen Notfall zu Hause allein mit einem guten Verband lösen, die Zecke am Bein einfach nur zu verbinden versteckt das Problem zwar, eliminiert es jedoch nicht. Eine Zeckenzange sollte also her. Genau wie ein Thermometer. Fieber wiederum kann man auf verschiedene Arten messen: im Ohr, unter der Zunge, unter der Achsel und rektal. Die genauste Methode ist bei Kindern wie bei Erwachsenen die rektale, die ungenaueste die unter der Achsel. Wir sind Fans vom Kompromiss in der Mitte und benutzen gerne ein klassisches Ohrthermometer. Ob du Po, Achsel, Mund oder Ohr lieber magst, ist dir überlassen. Leben und leben lassen quasi, wichtig ist nur, dass du überhaupt ein Fieberthermometer in deiner Hausapotheke hast.

Ihr könnt uns glauben, der Unterschied zwischen einem Behandlungsraum in der Notaufnahme und deinem Wohnzimmer ist jetzt gar nicht mehr so groß wie du vielleicht anfangs gedacht hast. Behandlung und Arbeitsmaterial sind sehr ähnlich, wahrscheinlich steht bei dir nur kein mobiles Ultraschallgerät daneben. Und etwas gemütlicher ist es mit Sicherheit auch. Davon ganz abgesehen ist es ein gutes Gefühl zu wissen, wie man sich selbst behelfen kann, wenn es sich nicht gerade um einen akuten Notfall handelt.

DIE SACHE MIT DEM ABLAUFDATUM

Jetzt kommt der kuriose Teil. Verbandsmaterialien können ablaufen. Kein Scherz. Genau wie dein Pudding im Kühlschrank gibt es ein Haltbarkeitsdatum auf Verbänden. Was bedeutet es, wenn dein Verband „schlecht" geworden ist? Kannst du ihn dann trotzdem weiter benutzen und dieses Haltbarkeitsdatum ist nur eine Erfindung der deutschen Bürokratie?

Die Antwort liegt in der Sterilität. Eine sterile Augenkompresse ist in der Regel genau fünf Jahre haltbar, das unsterile Heftpflaster hat kein Ablaufdatum. Hast du deine sterilen Verbände in den letzten fünf Jahren nicht verwenden müssen, waren es hoffentlich gute Jahre mit gar keinen oder nur sehr leichten Verletzungen. Wenn du auf Nummer sicher gehen willst, solltest du trotzdem alles, was seinen Zenit und damit sein Ablaufdatum überschritten hat, austauschen.

Bei diesem Material gibt es einfach keine Garantie mehr, dass es sich im Lauf der Jahre nicht doch Keime in der Kompresse eingenistet haben, die nur darauf warten, es sich in deiner nächsten Wunde gemütlich zu machen. Das kann unter Umständen auch unangenehm ausgehen. Vielleicht haben wir mit dieser Information jetzt sogar das ein oder andere Bein gerettet.

Aspirin von anno dazumal

Wichard: Als ich heute Morgen eine Aspirin nehmen wollte, wurde ich von richtig beißendem Essiggeruch erschlagen. War kurz überrascht.

Jonas: Lass mich raten. Die Packung war schon etwas länger abgelaufen?

Wichard: Yes. Hab ich dann auch gemerkt. Ich nehme ja sonst nie was.

Jonas: Da hat sich die Acetylsalycilsäure wohl schon in ihre Einzelteile abgebaut. Die gute alte Essigsäure.

Jedes Medikament hat ein Verfallsdatum. Kopfschmerztablette, Hustensaft und auch das fieberstillende Zäpfchen. Flüssige Wirkstoffe wie Augentropfen oder verschiedene Cremes laufen schneller ab als Medikamente in fester Form, aber auch hier kann man nach einiger Zeit mal von beißendem Essiggeruch überrascht werden, siehe Aspirin. Wenn ein Medikament sein Ablaufdatum überschritten hat, können verschiedene Dinge passieren. Auf der einen Seite nimmt die Wirkstoffdosis ab, eine einzige Tablette reicht also nicht mehr wie sonst bei Kopfschmerzen. Besonders bei abgelaufenen Antibiotika entsteht an der Stelle ein Problem, weil die niedrigere Dosis dazu führen kann, dass die hartnäckigen kleinen Bakterien noch hartnäckiger werden und eine Resistenz gegen das Antibiotikum aufbauen. Einmal aufs nächste Level bitte. Deutschland sucht das Superbakterium.

Auf der anderen Seite kann ein Medikament sogar gefährlich werden, wenn sich seine Wirkstoffe nach langer Zeit langsam in neue, schädliche Substanzen zersetzen. Das geht dann über die übelriechende Essigsäure hinaus und kann fallbedingt sogar ernsthafte Konsequenzen nach sich ziehen. Um jetzt keine Panik auszulösen, müssen wir fairerweise hinzufügen, dass wir hier von einer längeren Überschreitung des Haltbarkeitsdatum sprechen und nicht von ein bis zwei Tagen.

Wo fühlt sich deine Hausapotheke am wohlsten?
Zum Abschluss dürfen wir dich aber trotzdem nochmal kurz wachrütteln. Wir wetten, ungefähr jeder Dritte bewahrt seine Hausapotheke an einem sehr ungünstigen Ort auf. Wovon wir reden? Natürlich dem Badezimmerschrank. Vielleicht eignet sich das Badezimmer manchmal als guter Behandlungsraum, doch manche Medikamente können dort sogar schon vor Ablauf des Haltbarkeitsdatums ihre Stabilität verlieren. Das liegt an der hohen Luftfeuchtigkeit und den wechselnden Temperaturen in diesem Raum. Höchste Zeit also für einen kleinen Schränkchen-Umzug ins Schlafzimmer. Am besten lagert man die Pillen nämlich trocken, kühl und dunkel. Und wenn du sowieso schon mitten in diesem kleinen Umzug steckst, eignet sich der Moment doch perfekt, um die verschiedenen Packungen dick mit ihrer Funktion zu beschriften, zu checken ob du alles Wichtige zu Hause hast und ob alles noch die nächsten Monate haltbar ist. Viel Spaß!

CHECKLISTE FÜR DIE HAUSAPOTHEKE

Damit du nicht immer das ganze Kapitel lesen musst, wenn du deine Hausapotheke vervollständigen oder updaten möchtest, kommt hier das Wichtigste noch einmal als Checkliste. Das sollte rein:

- Schmerzmittel: nichtsteroidale Antirheumatika/Entzündungshemmer, z.B. Ibuprofen
- fiebersenkende Medikamente: z.B. Paracetamol
- Medikamente gegen Erkältung, Husten, Schnupfen (Lutschtabletten, Nasenspray, Schleimlöser)
- Medikamente bei Durchfall: Tablette mit Loperamid, Elektrolytmischung
- Medikamente bei Verstopfung: z.B. Lactulose-Mittel
- Medikamente bei Sportverletzungen: nichtsteroidale Antirheumatika/Entzündungshemmer, Sportgel mit Wirkstoff, Eisspray
- Medikamente bei Sonnenbrand: kühlendes, feuchtigkeitsspendendes Gel (Aloe Vera, Zink, Vitamin E, Hydrocortison)
- Medikamente bei Insektenstich: Gel / Pen mit Antihistaminikum

OUTRO

IRGENDWANN IST JEDES BUCH EINMAL ZU ENDE

Wow, du bist mittlerweile am Ende dieses Buches angekommen. Falls du alle Kapitel fleißig gelesen hast, bist du ja quasi schon ein Fachmann und kannst dir den Weg ins Krankenhaus oder zum Arzt sparen, oder?

Naja, nicht ganz. Medizin ist unglaublich vielseitig und ganz gewiss lassen sich nicht alle relevanten Themen in einem einzigen Buch gebührend abhandeln. Na klar, du hast die allerwichtigsten Erkrankungen, ihre Symptome und Ursachen kennengelernt sowie Tipps an die Hand bekommen, was du prophylaktisch für deine Gesundheit tun kannst. Doch das bedeutet nicht, dass du dich allein auf dein hier gewonnenes Wissen verlassen solltest. Nach wie vor ist eines ganz wichtig: IM ZWEIFEL LIEBER ZUM ARZT!

Halbwissen verführt häufig zu falscher Sicherheit und dieses Buch soll nicht dazu dienen, dass du dich selbst diagnostizierst und therapierst. Es vermittelt dir im besten Fall ein tieferes Verständnis für dich und deinen Körper und das ist schon einmal Gold wert. Du hast schließlich nur einen.

ACHTUNG – MEDIZINMYTHEN!

Es gibt unzählige Beispiele, in denen Patienten zu lange gewartet haben und nicht zum Arzt gehen wollten. Natürlich gibt es auch diejenigen, die wegen jeder „Kleinigkeit“ in der Praxis ihres Vertrauens vorstellig werden. Wie immer im Leben gilt es auch hier, ein gesundes Maß zu finden und ein Gefühl dafür zu entwickeln, ob ärztlicher Rat notwendig ist oder ob es sich eben doch nur um einen kleinen Schnupfen handelt. Was die letztgenannte Kategorie betrifft, so hilft hier oft der richtige Griff in die Hausapotheke. Was dagegen weniger nützt, ist Medizinmythen unhinterfragt zu vertrauen und entsprechend propagierte Methoden bei sich selbst oder anderen anzuwenden.

Nasenbluten – Kopf in den Nacken

Wir alle kennen doch die Actionfilme, in denen sich der Held nach einem unerschrockenen Kampf gegen sieben Bösewichte am Ende eine blutige Nase einfängt. Natürlich weiß er, was jetzt zu tun ist und legt seinen Kopf in den Nacken. Klar, er ist ja Profi. Doch was ist dran an dem Mythos? Hilft die ganze Sache, das Blut zu stoppen oder bleiben im besten Fall nur die Ledersitze des tiefergelegten Straßenschlittens unversehrt?

Tatsächlich ist es überhaupt keine gute Idee, den Kopf in den Nacken zu legen. Dadurch läuft das Blut in den Rachen, wird verschluckt und gelangt in den Magen. Dort kann es unter anderem Übelkeit und Erbrechen verursachen. Wodurch wiederum nicht nur die Ledersitze aufs Unerträglichste leiden, sondern auch der Blutdruck Spitzenwerte erreichen kann. Die Folge: wiedereinsetzendes oder verstärktes Nasenbluten. Bitte stattdessen den Kopf nach vorne beugen, ein Tuch unter die Nase und etwas Kühles in den Nacken legen. Das verengt die Gefäße und stoppt die Blutung mit etwas Glück noch schneller. Doch Vorsicht: Auch über die Nase kann man einiges an Blut verlieren. Sollte sich die Blutung nicht stillen lassen, ab zum Arzt!

Bei Rückenschmerzen Bettruhe

Wir kennen es alle: Stress, Dauersitzen, eine ruckartige Bewegung und zack, zerrt man sich den Rücken. Da hilft nur eines: Erstmal aufs Sofa für die nächsten Tage und ein bisschen ausruhen. So wird es einem zumindest immer gesagt. Doch stimmt das? Nicht ganz. Derart gechillt läuft die Sache leider nicht, da müssen wir dich enttäuschen. Bloßes Herumliegen wird die Beschwerden bei derartigen Rückenschmerzen, die keine wirkliche Ursache haben, wahrscheinlich nur noch verschlimmern. Natürlich, das Erste, das wir bei Schmerzen reflexartig tun, ist für gewöhnlich, uns nicht mehr zu bewegen. Beim klassischen Hexenschuss, den sicher jeder von uns schonmal hatte, ist aber gerade moderate Bewegung äußerst hilfreich. Anstatt auf der

Couch zu liegen, wirken ein gemütlicher Spaziergang oder leichtes Training oder Dehnen deutlich besser. Dadurch werden die verspannten Muskeln kräftiger durchblutet und Schmerzpunkte können so schneller aufgelöst werden.

Cola hilft bei Durchfall

Wer hat nicht eine Mama oder Oma in der Hinterhand, die mit bewährten Hausmitteln immer zu helfen weiß. Eine weit verbreitete Empfehlung ist die gute alte Cola- und Salzstangentherapie bei Durchfall. Leuchtet doch auch ein. Cola liefert Flüssigkeit und Energie und die Salzstangen Salz – grandios. Doch so einfach geht die Rechnung leider nicht auf.

Zwar ist es sinnvoll, bei starkem Durchfall ausreichend zu trinken und auf seine Elektrolyte zu achten, doch hier sind Cola und Salzstangen sicher nicht die beste Wahl. Cola kann durch die enthaltene Kohlensäure deinen Darm sogar noch weiter in Aufruhr versetzen und der hohe Zuckergehalt den Durchfall entsprechend verstärken. Auch die Salzstangen machen nur die halbe Miete aus, denn sie enthalten lediglich Kochsalz (Natriumchlorid). Bei Durchfall verlieren wir allerdings auch das wichtige Kalium. Da bieten sich Bananen als bessere Erste-Hilfe-Nahrung an.

Flecken auf Fingernägeln = Kalziummangel

Ein Klassiker unter Hobby-Ärzten: Wem wurde nicht schonmal auf die Nägel geschaut, ob da diese kleinen weißen Flecken zu sehen sind. Zack, lautete die Diagnose: Kalziummangel. Eine solche Aussage zu treffen, klingt zwar äußerst weise, sie ist aber dennoch nicht richtig. Natürlich können Veränderungen an den Nägeln Hinweise auf verschiedene Erkrankungen geben. Die weiterverbreiteten weißen Fleckchen stehen auf jeden Fall nicht für einen Kalziummangel, sondern können von kleinen Stößen, Nägelkauen oder auch einer zu intensiven Maniküre herrühren.

Fingerknacken macht Rheuma

In diesem Fall handelt es sich nicht um eine (unwirksame) Hobby-Therapieempfehlung, sondern um eine Gewohnheit, der man (zu Unrecht) gesundheitsschädliche Folgen nachsagt.

Jeder von uns hatte früher doch diesen einen Mitschüler in der Klasse, der immerzu mit seinen Fingergelenken geknackt hat. Vielleicht warst ja auch du genau diese eine Person und dir wurde immer gesagt, dass du das nicht machen sollst. Doch wieso eigentlich? Uns wurde immer prophezeit, dass dadurch Rheuma oder Gicht entstünden. Dafür gibt es aber absolut keine wissenschaftlichen Hinweise. Das Fingerknacken mag für manche Außenstehende vielleicht unangenehm wirken, auf deine Gelenke hat es aber glücklicherweise keine negativen Auswirkungen. Es kommt dabei lediglich zum „Verploppen" kleiner Gasbläschen in den Gelenken, wodurch das Knacken entsteht.

WIE IST DAS JETZT EIGENTLICH MIT DR. GOOGLE?

Beim Thema Mythen ist das Thema Google nicht weit. Wir alle kennen es: Plötzlich bekommen wir Kopfschmerzen, obwohl der Abend zuvor völlig alkoholfrei verlaufen ist und auch kein Wetterumschwung ins Haus steht. Was tun wir also? Wir googeln erstmal. Ist ja schlüssig, wir wollen wissen, was es sein kann und was wir dagegen tun können!

Nach fünf Minuten im Netz fühlen wir uns leider ganz und gar nicht beruhigt. Unsere Recherche hat ergeben, dass wir entweder schwanger sind, eine Hirnblutung oder einen Hirntumor haben. Nachdem wir uns sofort einen Schwangerschaftstest im nächsten Supermarkt gekauft haben und sehen, dass er negativ ist, ist uns auch nicht wohler. Denn jetzt stehen nur noch zwei mögliche Ursachen zur Auswahl, die beide nicht besonders erbaulich sind.

Natürlich geht es auf dem schnellsten Weg in die Notaufnahme (sehr beliebt). Hier melden wir uns als extremen Notfall an, weil wir schnellstmöglich wegen unserer Hirnblutung operiert werden müssen. Wir verraten dir mal, dass das in der Notaufnahme nicht so gern gesehen wird. Aber es kommt trotzdem oft genug vor. Das Beispiel ist natürlich ein wenig überspitzt, aber du weißt, worauf wir hinauswollen.

Versteh uns bitte nicht falsch: Sich zu informieren, ist wichtig und an sich etwas Gutes. Mit drei Ordnern voller Ausdrucke anzukommen und dem Arzt zu sagen, welche Krankheit man nun ganz sicher hat, gestaltet sich hingegen eher als schwierig. Es ist definitiv sinnvoll, sich mit auftretenden Symptomen (in Maßen) zu beschäftigen und sich ein wenig schlau zu machen. Und natürlich kann auch bei ganz alltäglichen Spannungskopfschmerzen mal eine gefährliche Ursache dahinterstecken. Aber dabei solltest du nicht vergessen, dass die Quellen im Internet oft nicht die validesten sind und man mit einem Wikipedia-Artikel nicht selbst zum Profi auf dem entsprechenden medizinischen Gebiet wird. Deshalb bitte immer aufpassen, welche Quellen du nutzt. Sind es seriös-wissenschaftliche oder handelt es sich um den Blog von nebenan.

Wenn du adäquat informiert bist und es geraten ist, zum Arzt zu gehen, kannst du natürlich offen mit ihm kommunizieren, was du bisher selbst in Erfahrung gebracht hast. Dein Wissen über das des ausgebildeten Mediziners zu stellen, ist meistens jedoch schwierig und sorgt erfahrungsgemäß für Reibungen. Vorsichtig formuliert.

Das Beispiel von eben kann übrigens auch in eine ganz andere Richtung gefährlich werden. Angenommen, du hast Blut im Stuhl. Das ist nicht nur unangenehm, dahinter können unter Umständen auch sehr ernste Ursachen wie Darmkrebs oder eine Darmblutung stecken. Liest du dann im Blog von nebenan, dass das ja mal passieren kann und es mit dem Kräutertee aus dem verlinkten Onlineshop schon wieder besser wird, wird die Sache möglicherweise schnell brenzlig. Eigendiagnosen per Netz können also in zwei Dimensionen ausarten. Wir wollen dir einfach mit auf den Weg geben, unabhängig von Google & Co. gewisse Red Flags, die du im Buch kennengelernt hast, zu beachten, dazu deinen gesunden Menschenverstand einzuschalten und im Notfall umgehend einen Arzt aufzusuchen. Oder andererseits noch einmal kurz durchzuschnaufen, ehe du in die Notaufnahme düst, wenn du nach einer 70-Stunden-Woche mit akutem Schlafmangel Kopfschmerzen verspürst.

WANN SOLLTEST DU ZU WELCHEM ARZT?

In Deutschland haben wir das Hausarzt-Modell. Das bedeutet, dass bei auftretenden Beschwerden dein Hausarzt in der Regel dein erster Ansprechpartner sein sollte (Notfälle ausgenommen). Er schaut sich deine Symptome an, empfiehlt dir als „Verteiler", zu welchem Facharzt du gehen solltest und schreibt dir eine Überweisung aus. Natürlich ist nicht immer eine Überweisung zu einem Spezialisten notwendig. Oftmals kann dir auch dein Hausarzt direkt weiterhelfen. Durch dieses System können Fachärzte entlastet werden und sich direkt auf den Bedarf ihrer Patienten fokussieren.

Gebrauchsanweisung für die Halbgötter in Weiß

Wir kennen es doch alle: Erst warten wir ewig auf den Termin, dann nochmal im Wartezimmer, dann im Arztzimmer, bis der gestresst aussehende Arzt im weißen Kittel endlich hereinstürmt. Völlig unter Strom fragt er dich, was du hast, klopft dreimal auf deinen Rücken und schreibt dir beim Herausgehen noch kurz ein Rezept auf. Das ist jetzt nicht optimal gelaufen. Zum Glück sieht die Wirklichkeit häufig (okay, manchmal) anders aus. Was wir dir sagen wollen: Nimm es deinem Arzt bitte nicht übel, wenn er so wirkt, als wäre er in Eile. Meistens ist er es leider, aber das ist nicht seine Schuld (deine auch nicht). Anstatt in einer solchen Situation frustriert oder wütend zu sein, trau dich, ihn anzusprechen und zu sagen, was dir auf dem Herzen liegt. Du hast noch eine Frage? Dann stell sie. Du bist dir unsicher wegen des weiteren Vorgehens? Dann hake nochmal nach. Es schadet definitiv nicht, dabei höflich zu bleiben. Wir Mediziner stellen gern unter Beweis, dass wir in dem Fall stets bemüht sind, uns nochmal ein paar Minuten extra für unsere Patienten zu nehmen.

Noch was: Im Gespräch mit deinem Arzt solltest du versuchen, dich auf das Wesentliche zu fokussieren. Versuche die wichtigsten Informationen grob zusammenzufassen. Was es vor sieben Wochen zum Frühstück gab, ist meist eher uninteressant. Wenn dein Arzt noch mehr Infos benötigt, wird er diese gezielt abfragen, und ihr könnt so Hand in Hand arbeiten.

Eigenes Wissen: Hatten wir bereits erwähnt (und wie du so damit umgehst, dass es dir was bringt und dich dein Gegenüber auch ernst nimmt). Natürlich verstehst du mehr von dem, was dein Arzt sagt, wenn du schon einen gewissen Kenntnisstand hast. Dieses Buch wird dir sicherlich bei dem ein oder anderen Thema helfen. Du weißt nun besser, welche Infos für deinen Arzt wichtig sind, welche Untersuchungen aus welchen Gründen eventuell gemacht werden und wie der weitere Ablauf sein kann. Versuche aber nicht, in jedem Fall Recht zu behalten und sei offen dafür, falls dein behandelnder Arzt einen anderen Ansatz oder eine andere Diagnose verfolgt und für wahrscheinlicher hält.

Und wenn du doch tatsächlich einmal etwas nicht verstehen solltest, obwohl du dieses Buch gelesen hast, dann frag nach. Als Patient musst du nicht alles bis ins kleinste Detail wissen. Dafür hat dein Arzt schließlich viele Jahre studiert. Allerdings ist es dennoch wichtig, als Patient zumindest grob zu verstehen, was los ist und was gemacht wird. Wieso das Ganze? Studien haben gezeigt, dass dadurch die Bereitschaft steigt, sich angemessen und dem Therapieplan entsprechend zu verhalten. Und so am Ende zu einem besseren Behandlungsergebnis zu kommen. Wenn du beispielsweise nicht genau weißt, wieso du jetzt plötzlich drei Tabletten täglich nehmen sollst oder wofür diese eigentlich sind, dann lässt du sie viel schneller einmal weg. Und das wollen wir natürlich nicht, denn sie helfen dir höchstwahrscheinlich weiter.

Aber natürlich wissen auch die Halbgötter in Weiß nicht immer alles. Sicherlich sind auch wir mal überfragt. Und das ist normal. Wichtig ist, sich dies einzugestehen und die Patienten offen darüber aufzuklären, dass sie in diesem Fall zu einem Kollegen gehen sollten, der sich auf dem entsprechenden Feld einfach besser auskennt. Genau deshalb gibt es ja auch Spezialgebiete in der Medizin.

Allerdings gesteht sich das nicht jeder ärztliche Kollege so gerne ein. Das ist nicht optimal, kann aber vorkommen. Wenn du also das Gefühl hast, dass dein Arzt überfragt ist und dich nicht adäquat behandeln kann, kannst du natürlich eine zweite Meinung einholen. Das ist kein Verbrechen und in manchen Fällen wirklich sehr sinnvoll. Wichtig an der Stelle ist aber eines: Patienten haben oftmals schon eine vorgefertigte Meinung, besonders, wenn sie sich im Vorfeld über ihre Symptome informiert haben. Jedes Mal den Arzt zu wechseln, nur weil er nicht das sagt, was wir uns gerade denken, wäre der falsche Ansatz. Auch hier gilt es, ein gesundes Mittelmaß zu finden und ein Gespür dafür zu entwickeln, wann und ob ein Arztwechsel oder eine zweite Meinung sinnvoll sind. Wenn du also im Glauben, deine seit 30 Minuten bestehenden Kopfschmerzen seien ein Hirntumor, von einer Notaufnahme in die nächste fährst, nur weil dir niemand zustimmt, dann naja, du weißt schon.

So, jetzt wünschen wir dir aber vor allem viel Gesundheit – und falls es doch einmal nötig werden sollte, einen sehr angenehmen Arztbesuch

Wir sagen: DANKE!

Dieses Buch wäre niemals ohne unsere wunderbaren Podcast-Zuhörer entstanden. Wir danken euch von Herzen und freuen uns jedes Mal aufs Neue, von euch zu hören.

Auch unseren Eltern wollen wir danken, die uns von Anfang an unterstützt und auf dem Weg durch die Medizin begleitet haben. Wir widmen auch ihnen dieses Buch, weil Gesundheit einfach das Wichtigste ist (hoffentlich setzt ihr ein paar Tipps von uns um).

Und falls du in einem medizinischen Beruf tätig bist und irgendwie unser Buch in die Hände bekommen hast, wollen wir auch dir von ganzem Herzen für deine Hingabe und Aufopferung danken, Menschen zu helfen!

REGISTER

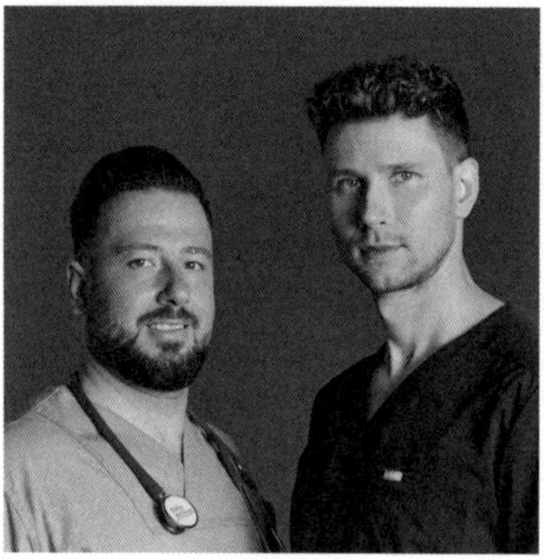

ZU DEN AUTOREN

Wichard Lüdje ist ausgebildeter Arzt und betreibt erfolgreich einen Onlineshop (www.animus-medicus.de) mit medizinischen Merchandise-Artikeln.

Jonas Köller ist Medizinstudent im vierten Jahr. Neben seiner medizinischen Laufbahn nimmt er auf Instagram (@Jonesrulez) seine Follower mit in den studentischen Alltag zwischen Krankenhaus, Hörsaal und Fitnessstudio.

Mit ihrem gemeinsamen wöchentlichen Podcast „Blutige Anfänger" bringen sie Licht in die Welt der Medizin: Sie sprechen dabei nicht nur über medizinische Fragen, die sie selbst beschäftigen, sondern gehen auch auf Themenwünsche aus ihrer Community ein und laden gelegentlich Top-Mediziner aus anderen Fachgebieten als Talkgäste ein. Ihr Podcast umfasst mittlerweile Folgen zu mehr als 100 verschiedenen Themen.

IMPRESSUM

Hinter jedem tollen Buch steckt ein starkes Team

Projektleitung: *Nadine Widl*
Texte: *Caroline Kaum macht Programm, München*
Covergestaltung: *ZERO Werbeagentur, München*
Satz: *ZERO Werbeagentur, München*
Fotografie: *31Media GmbH / Simon Mayr*
Illustrationen: *Shutterstock*
Herstellung: *Frank Jansen*
Producing: *Jan Russok*
Druck & Bindung: *optimal media GmbH, Röbel*

1. Auflage 2023

Kaiserstraße 14 b
D-80801 München
ISBN: 978-3-96584-262-5

HINWEIS

Die Ratschläge in diesem Buch wurden mit größter Sorgfalt von Autoren und Verlag erarbeitet und geprüft. Eine Garantie kann jedoch nicht übernommen werden. Ebenso ist eine Haftung der Autorin bzw. des Verlags und seiner Beauftragten für Personen-, Sach- oder Vermögensschäden ausgeschlossen. Erkrankungen mit ernstem Hintergrund gehören in ärztliche Behandlung! Bei bereits bestehenden Beschwerden kann das Buch daher keinen fachärztlichen Rat ersetzen.

LIEBE LESER*INNEN

wie schön, dass Sie ein Buch von ZS in den Händen halten. „jetzt leben!“ ist das Motto unseres Verlages. Es steht für Genuss und Inspiration, Unterstützung und Motivation. Ob Kulinarik oder Fitness, Gesundheit oder Lebenshilfe – seit über 30 Jahren bieten wir kompetente Ratgeber für (fast) alle Lebenslagen. Wir lieben Tradition genauso wie Innovation – sie treiben uns an. Unsere Autor*innen sind Menschen, die zu ihrem Thema wirklich etwas zu sagen und zu schreiben haben. Unsere Produkte sind erzählerisch, appetitmachend und als gedruckte Bücher haptisch echte Erlebnisse. Für Sie mit ganz viel Liebe gemacht! Entdecken Sie mehr aus unserer wunderbaren Welt!

UNSER VERLAGSHAUS

Mit Standorten in München, Hamburg und Berlin zählt die Edel Verlagsgruppe zu den größten unabhängigen Buchanbietern Deutschlands. Zur Edel Verlagsgruppe gehört unter anderem ZS mit seinen Lizenzmarken Dr. Oetker Verlag, Kochen & Genießen und Phaidon by ZS.

ZS – Ein Verlag der Edel Verlagsgruppe
www.zsverlag.de
www.facebook.com/zsverlag
www.instagram.com/zsverlag

FÜR DIE UMWELT

ZS unterstützt bei der Produktion dieses Buches das Projekt „Junge Riesen für die nächsten 100 Jahre“ im Naturpark Nossentiner/Schwinzer Heide. Damit wird ein Anteil der unvermeidbaren CO_2-Emissionen im direkten Umfeld des Produktionsstandortes kompensiert.

PARTNER
Naturpark Nossentiner/Schwinzer Heide
www.optimal-media.com/naturschutzprojekt-001

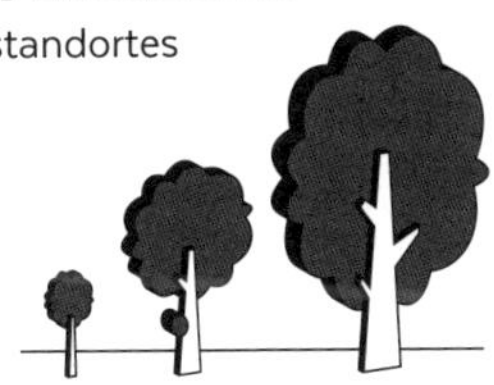

NEWSLETTER

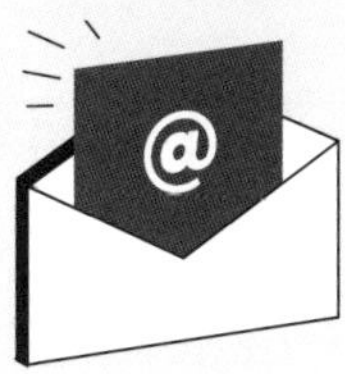

Was koche ich denn heute Feines? Und wie geht das nochmal – schmackhaft und gleichzeitig gesund?

Mit dem ZS Newsletter keine kulinarischen und gesundheitlichen Trends mehr verpassen und immer auf dem neuesten Stand bleiben. Wir informieren regelmäßig über unsere Neuerscheinungen, Aktionen oder Gewinnspiele und verraten unsere Lieblingsrezepte!

ANMELDEN!

Jetzt anmelden unter:
www.zsverlag.de/newsletter

GEWINNEN

Unter allen Neuabonnierenden verlosen wir jeden Monat eine *Gesundheits-* oder *Koch-Box* von ZS.